U0165116

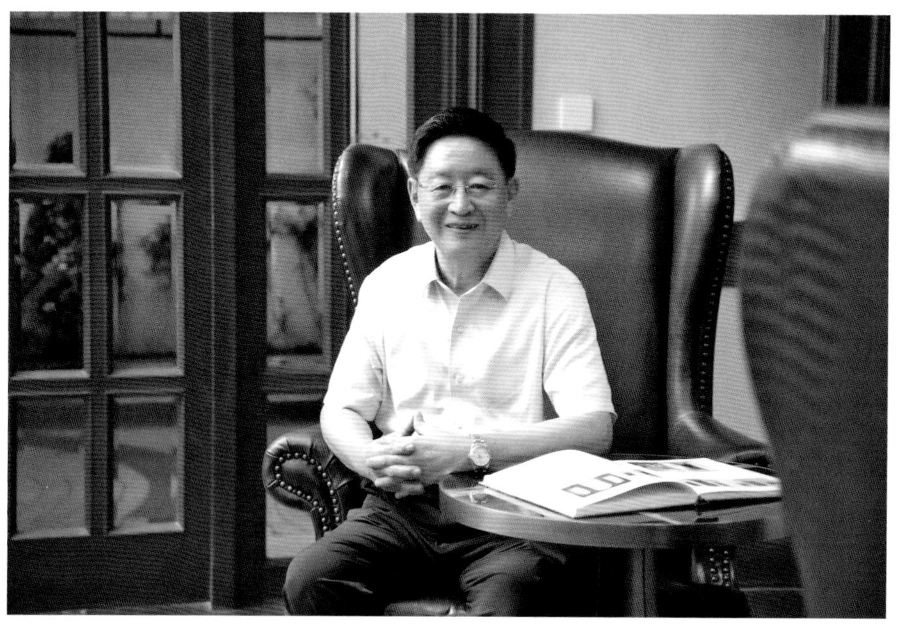

虞坚尔近照

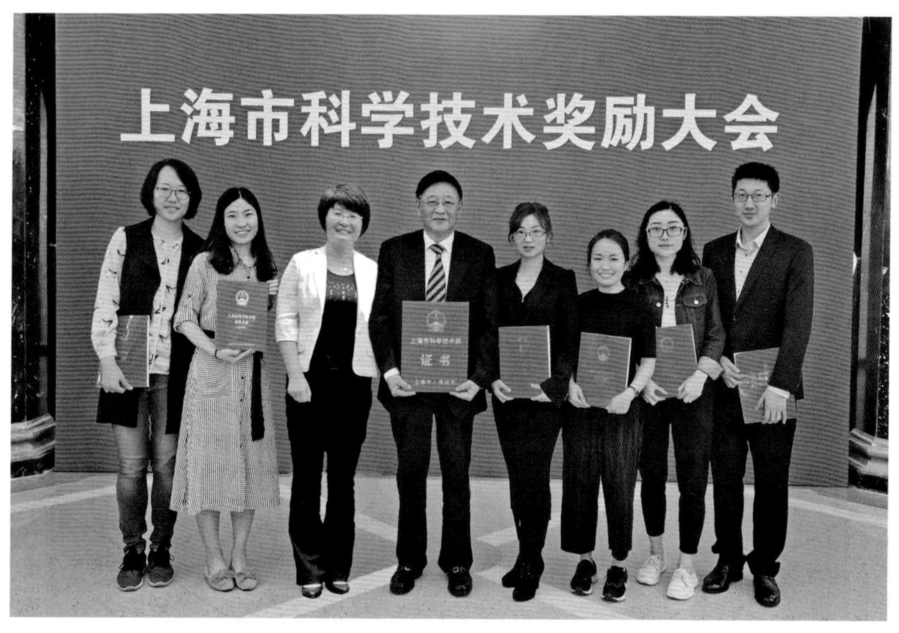

虞坚尔带领团队获上海市科学技术奖

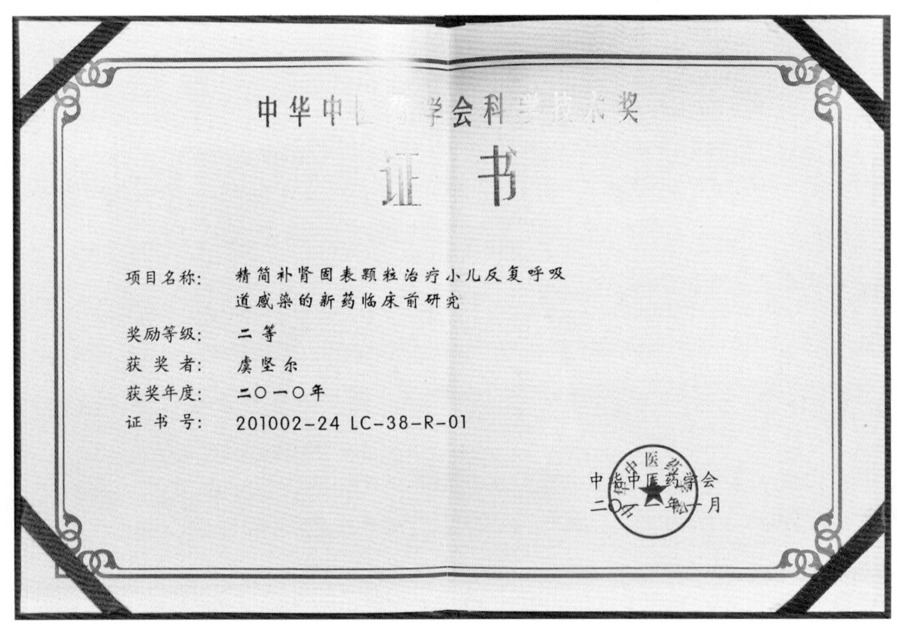

中华中医药学会科学技术奖

证书

项目名称：精简补肾固表颗粒治疗小儿反复呼吸道感染的新药临床前研究

奖励等级：二等

获奖者：虞坚尔

获奖年度：二〇一〇年

证书号：201002-24 LC-38-R-01

中华中医药学会

虞坚尔获 2010 年度中华中医药学会科学技术奖二等奖

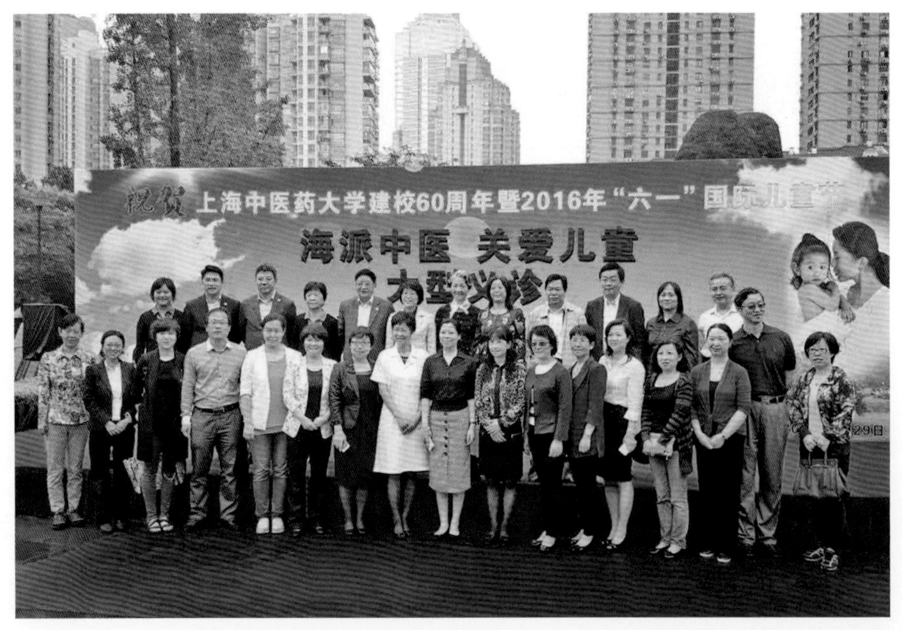

2016 年 5 月 29 日成立“海派中医儿科联盟”

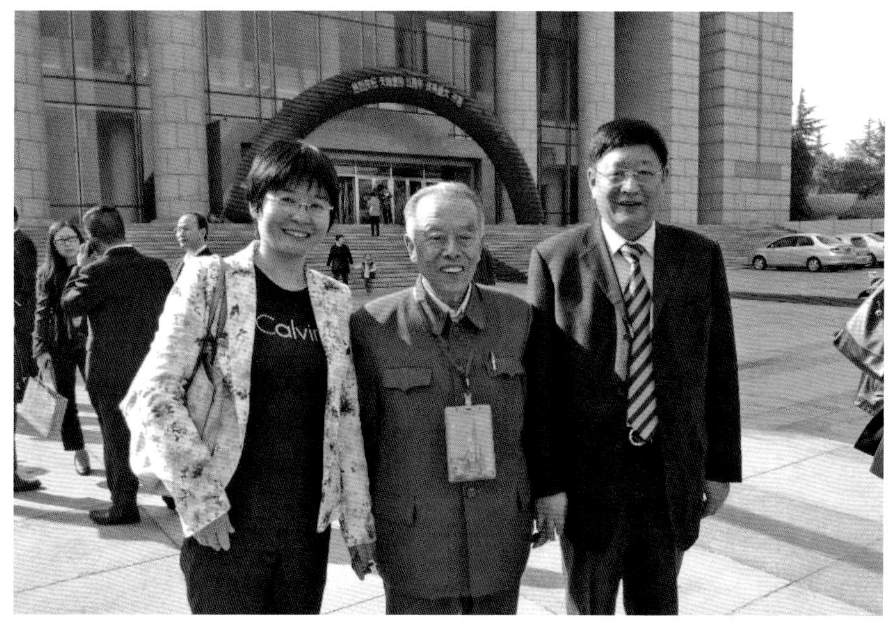

虞坚尔(右)、薛征(左)与国医大师王烈(中)合影

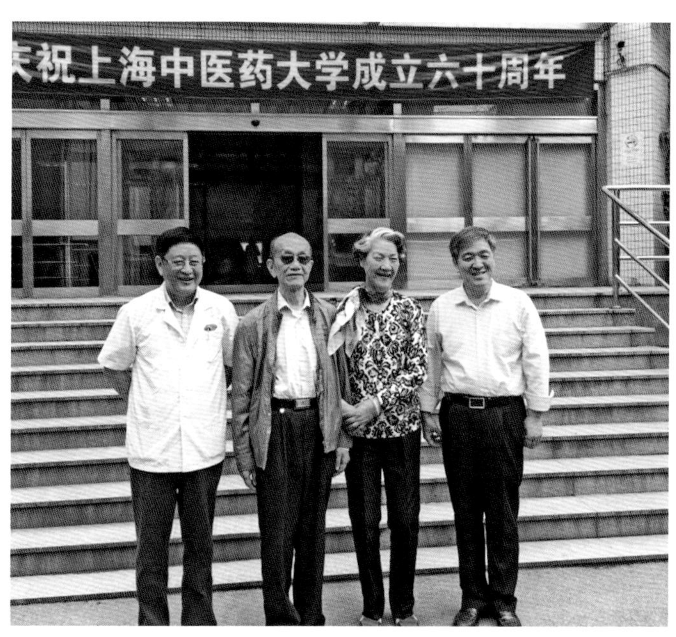

庆祝上海中医药大学成立 60 周年(左起虞坚尔、时毓民、王霞芳、马融)

中华中医药学会
儿科流派传承创新共同
成立大会
主办单位：中华中医药学会
承办单位：上海市中医药学会儿科
上海市中医医院
上海市龙华医院
JUMPCAN
济川药业
NGP
新绿药

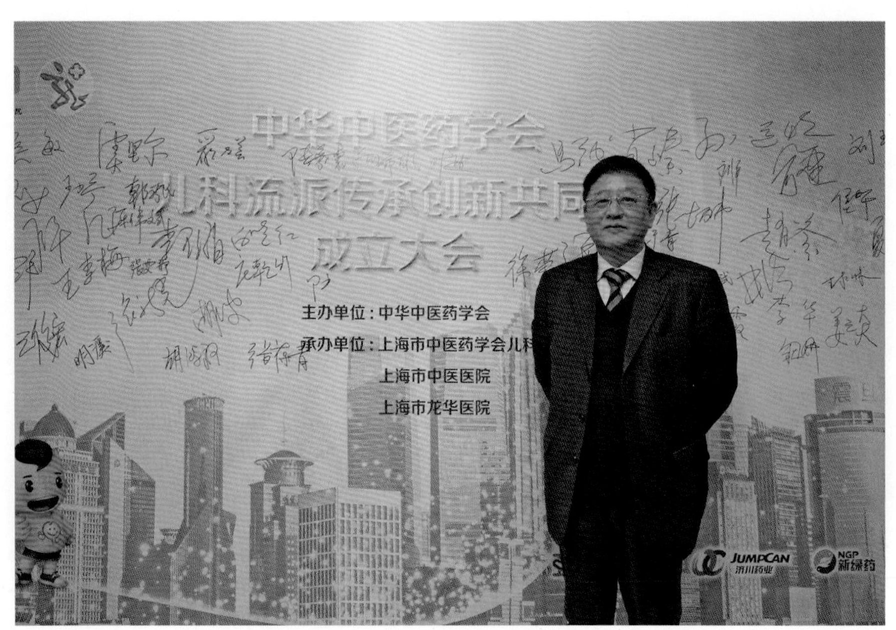

成立中华中医药学会儿科流派传承创新共同体

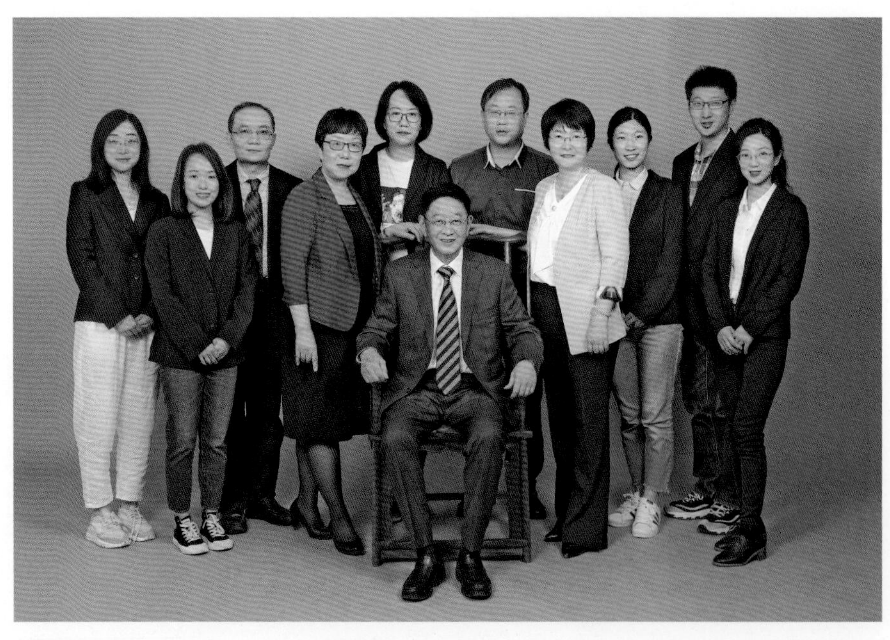

2021 年虞坚尔与部分传承人合影

融古铸今

七秩弦歌 杏林芳华

上海市中医医院名医学术传薪系列

名中医虞坚尔学术传承集

总主编 陆嘉惠 钟力炜

执行总主编 李勇

主编 薛征 李利清

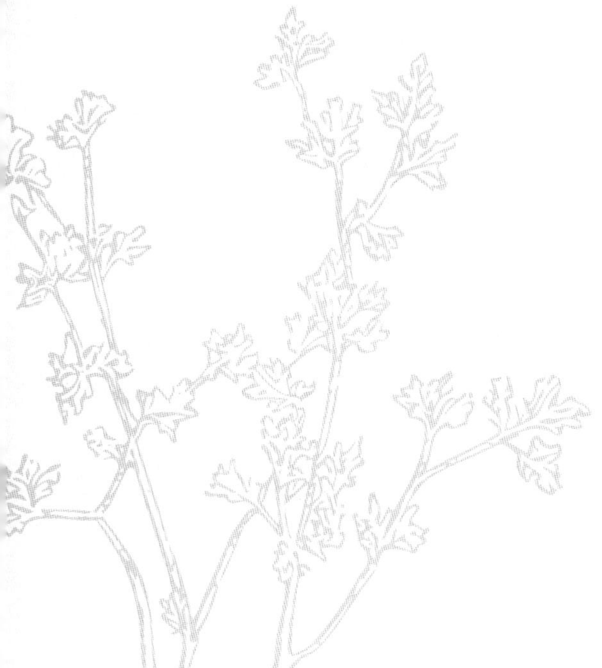

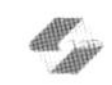

上海科学技术出版社

图书在版编目（CIP）数据

名中医虞坚尔学术传承集 / 薛征，李利清主编. -- 上海 : 上海科学技术出版社，2024.6
（七秩弦歌 杏林芳华 : 上海市中医医院名医学术传薪系列）
ISBN 978-7-5478-6515-6

Ⅰ. ①名… Ⅱ. ①薛… ②李… Ⅲ. ①中医临床—经验—中国—现代 Ⅳ. ①R249.7

中国国家版本馆CIP数据核字(2024)第030268号

名中医虞坚尔学术传承集
主编 薛征 李利清

上海世纪出版(集团)有限公司
上海科学技术出版社 出版、发行
(上海市闵行区号景路 159 弄 A 座 9F-10F)
邮政编码 201101 www.sstp.cn
上海雅昌艺术印刷有限公司印刷
开本 787×1092 1/16 印张 12.25 插页 2
字数 200 千字
2024 年 6 月第 1 版 2024 年 6 月第 1 次印刷
ISBN 978-7-5478-6515-6/R·2950
定价：98.00 元

内容提要

本书是“上海市中医医院名医学术传薪系列”丛书之一。本书撷其要者从从医掠影、学术探析、方药心得、验案撷英及匠心传承五方面介绍了上海市中医医院名医虞坚尔的成长经历、主要学术观点及若干验案。虞坚尔是上海市名中医，海派中医徐氏儿科第四代传承人。从医掠影篇介绍了虞坚尔探寻医理、成为名中医的成长经历；学术探析篇、方药心得篇阐述了虞坚尔的主要学术观点、临床经验及部分医话；验案撷英篇以若干病案为例，栩栩如生地复原虞坚尔名师临证诊治过程；匠心传承篇概述了学术传承人认知领悟的心路。全书凝聚着虞坚尔的主要学术思想精髓，裨后学者成长以启发，对于海派中医传承有着重要的意义。

本书可供中医和中西医结合临床医师、中医院校师生及广大中医爱好者参考阅读。

丛书编委会

本书编委会

主　审

虞坚尔

主　编

薛　征　李利清

副主编

朱慧华　赵　鋆　姜永红

编　委（以姓氏笔画为序）

王佳妮　白　莉　朴　香　刘　晓　刘　斐　吴　杰

张新光　武明云　明　溪　周亚兵　周静冬　赵毅涛

秦丽萍　徐万超　蒋沈华

总 序

杏林芳华，七秩峥嵘；守正创新，再谱华章

杏林芳华，跨越七十载风霜；守正创新，开启新世纪辉煌。上海市中医医院自1954年建院以来，始终秉承传承创新的精神砥砺前行。党的二十大报告明确指出，“促进中医药传承创新发展”。作为一家中医特色鲜明、人文底蕴深厚、名医大家辈出的三级甲等中医综合医院，上海市中医医院集医、教、研于一体，矢志不渝，不断进取，设有上海市名老中医诊疗所，以及上海市中医、中西医结合专家诊疗所等服务平台，聚集了大批沪上及长三角地区高水平的中医药名家，同时致力于海派中医流派传承与研究。全院目前拥有5名全国老中医药专家学术经验继承工作指导老师，4个全国名老中医药专家传承工作室，11名上海市名中医，11个上海市名老中医学术经验研究工作室，1个上海市中药专家传承工作室，4个海派中医流派传承研究总（分）基地，5个上海中医药大学名中医工作室。近年来，医院更是加大人才培养力度，不断涌现如国家中医药管理局青年岐黄学者、上海市领军人才、浦江人才、上海市优秀学科带头人等高层次人才。

中医药源远流长，作为植根于中华文明、汇聚先贤智慧的医学宝库，在历史长河中生生不息、薪火相传。医院立足上海市，辐射长三角，肩负“承前启后，继往开来”的中医药事业发展重任。值此建院七十周

年之际，我们特别呈现“上海市中医医院名医学术传薪”系列丛书，汇集我院历年来获“上海市名中医”殊荣的11位中医名家的生平事迹、学术成就与医学贡献，深入剖析这些名中医的成长经历和职业轨迹，展示他们的医德医风和人文情怀，他们在临床实践中勤勉求精，在学术研究中开拓创新，在教育传承中桃李天下。习近平总书记指出，中医药学是“祖先留给我们的宝贵财富”，是“中华民族的瑰宝”，是“打开中华文明宝库的钥匙”，“凝聚着深邃的哲学智慧和中华民族几千年的健康养生理念及其实践经验”；中医药的发展要“遵循中医药发展规律，传承精华，守正创新”。本丛书的编纂出版，正是我们贯彻总书记对中医药重要论述的一次生动实践。

本丛书通过从医掠影、学术探析、方药心得、验案撷英、匠心传承等多个维度，展现名中医们在各自专业领域的精湛医术、从医心得、卓越成就及对中医药传承发展的积极贡献；展现他们坚守传承，继承“青松传承”之志；自强不息，恪守“厚德、博学、传承、创新”的初心。他们的人生阅历、学术成就及文化自信不仅展现了个人的精彩，更折射出中医学这门古老学科的蓬勃生命力和新时代价值。

本丛书不仅是我院历届上海市名中医的成果集锦，也是医院精神财富的重要组成，更是新时代中医文化的时代印记。把中医药这一祖先留给我们的宝贵财富继承好、发展好、利用好，增强民族自信、文化自信、历史自信，相信本丛书的出版将为新一代中医人提供学习的范式、文化的支撑和前进的方向。

承前启后，绘就新篇。我们诚挚地将本丛书献给所有热爱和支持中医药发展事业的朋友们。以匠心传承，向文化致敬，既是对中医药博大精深的文化敬仰，也是对其创新发展前景的坚定信念。希望它的智慧之光能照亮求知之路，激发大家对传统医学的深切热爱，让更多人了解中医药的丰富内涵和独特魅力，让中医文化自信坚实中华优秀传统文化的自信。

凡是过往，皆成序曲；所有未来，力铸华章。愿书中诸位医者“海纳百川，有容乃大”的胸怀，激励更多有志英才，投身于中医药的创新实践之中，共创未来。

丛书编委会

甲辰年正月廿二

序言

中医药学历史悠久，源远流长，蕴藏着深奥的理论知识和丰富的临床经验。海派中医以近现代上海的名医荟萃、流派纷纭、学术争鸣、中西汇通为特征，产生了大量的名医名著、不同流派的医疗实践。

当代海派中医著名儿科专家虞坚尔，师从朱瑞群先生，是徐氏儿科的第四代掌门人。其早年熟谙国学，博闻强识，从医后又研读经典，广涉诸家，临证中西汇通，德艺双馨。行医50余载，教书育人，桃李满天下，其思维缜密，医术精湛，用药独具特色。在学术方面，洞悉医理，倡导培补脾肾，尤重后天；燮理阴阳，以平为期；和解表里，生发少阳；对小儿疑难病症，如哮喘，提出“痰瘀胶结病机”“补肾固表治复感”等具有创新性的学术观点。

该书收录了虞坚尔50余载治学、行医、教学、科研生涯的部分心得体会和经验荟萃，以及由其门生将体现其学术思想、临证精华的众多临证医案中精选的医案。全书从从医掠影篇、学术探析篇、方药心得篇、验案撷英篇、匠心传承篇等展开，是虞坚尔长期临床经验的真实再现。

虞坚尔遵宗经典之旨，熔取历代诸家学术精华方略，融会贯通，灵活化裁；作为海派徐氏儿科流派的代表性传承人，卓越继承，精确把握徐氏儿科精髓，着力弘扬发展，又不因循沿袭而守常知变；锲而不舍，潜心临床，尤重理论指导，在理论与实践的结合上不断推进，形成在徐氏儿科基础上具有自身特点的学术经验；着意创新，把握当代儿科疾病特点，不断探究古方新用方法，并致力于创立应时新方。虞坚尔的中医步伐可谓是重浊厚实，深得古人奥窔而通晓进退，尽得徐氏要妙而着意发挥；其论迂阔，微妙精详；其方老到，疗效卓越。他的这种宗其旨而不固其法，知其要而变通不泥的自出机杼的治学风格，令人感佩。

全书系统地挖掘整理了虞坚尔的学术思想及临证经验，难能可贵的是许多案例后辟有导师评语，画龙点睛地对门生的理解予以点评，使学生在沉潜往复中体味老师的学术精髓和独到的诊治经验、组方配伍的法度。这些更加有助于中医后学者理解和掌握各医家临床辨治思维方法和遣方用药心得。拜读该书后，甚为敬佩，欣喜之余，乐之为序！

国医大师 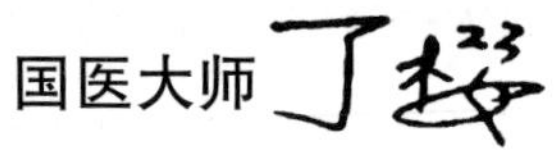

癸卯岁夏

前 言

徐氏儿科作为非物质文化遗产，是海派中医中重要的一支力量，独秀于林。第四代传承人虞坚尔传承海派先贤文化，指导后学，为海派中医儿科传承发展做出了巨大贡献，其学术思想、临证经验、医案医话均值得中医后学学习、传承。

本书的编写宗旨在于，研究上海市名中医虞坚尔成长经历、学术经验、临证心得等，丰富海派中医文化，裨益于后学传承发展，造福于人类卫生事业。本书取材于虞坚尔及其传承人前期编写的著作及其临床医案、已发表文章等。

全书从五个方面进行撰写，包括从医掠影篇、学术探析篇、方药心得篇、验案撷英篇、匠心传承篇。

内容的主要特点，首列从医掠影，简述虞坚尔在临床、科研、管理方面的内容；次载学术探析，详述虞坚尔对小儿五脏常见病证的临床感悟；再设验方医案，匠心独具地把虞坚尔的经验方与验案结合为一体，使读者能亲切感受经验方临床应用的法门，且许多案后列有导师评语，点明要旨，详加剖析，深入浅出，启人思绪。全书眉目清朗，简明扼要地阐述了虞坚尔在儿科诸多病证的学术特色和诊疗经验，质朴尚实，方法众多，是一本不可多得的中医学术经验传承佳作。同时书后附有名中医年谱、获奖项目、近期学术论文、论著及参考文献等。

本书撰写于上海市中医医院筹建嘉定新院之际，出版于嘉定新院开放之日，希望能为新院的发展贡献新的力量。

本书编写分工：李利清、张新光负责从医掠影篇撰写；薛征、李利清负责学术探析篇撰写；朱慧华、吴杰负责方药心得篇撰写；赵鋆、姜永红负责验案撷英篇撰写；薛征、李利清、朱慧华、吴杰、张新光、赵鋆、姜永红负责匠心传承篇撰写。最后由虞坚尔、薛征、李利清等审稿统稿。

本书的编写，得到了上海市中医医院领导的高度重视，医院传承发展处多次组织书稿编审，虞坚尔名中医全文审阅，编委会全体人员不辞辛劳，终成全稿付梓，在此一并表示衷心感谢！

编者

2023 年 7 月

目 录

第一章

从医掠影篇

1969年春暖花开的一天，为响应国家号召，一位少年从上海来到了黑龙江生产建设兵团四师三十四团(后改为虎林八五八农场)，开始了9年的“上山下乡”，在那儿努力奋斗，工作学习。1971年经农场医训班培训后，在农场职工医院担任医师，开始从事医疗工作。1977年12月，百舸争流，经全国统一考试进入上海中医学院(现上海中医药大学)学习，系统地学习了中医药理论并参加临床实践，1982年本科毕业并获医学学士学位；1984年考取上海中医学院硕士研究生，师从上海市名中医朱瑞群，并于1987年毕业，获医学硕士学位。1999年10月被评、聘为主任医师；2012年，成为第五批全国老中医药专家学术经验继承工作指导老师；2016年，获评上海市名中医。名医之路，铸就中医之魂；名医风采，引领后辈前行。他，就是著名中医虞坚尔。

虞坚尔数十年来从事中医儿科临床、教学和科研工作，热爱中医，热爱中医儿科，勤奋刻苦，勇于钻研，严谨治学，学风正派，思想进步。善于继承前辈学术思想并不断发扬光大，同时不断培养传承人才，力使中医儿科有序发展。担任中华中医药学会儿科流派传承创新共同体首任主席，领导组织了全国中医儿科流派传承创新研究工作，并编写了《中医儿科流派研究》学术专著，树立全国中医儿科流派传承发展的重要里程碑。

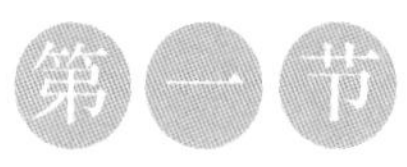

第一节 临床医疗

一、创“和解法”治疗复感急性感染期，研制“和解合剂”

小儿脏腑娇嫩，形气未充，卫外不固，易感外邪；感邪后往往传变迅速，外感表证短暂，半表半里之少阳证相对多见；又脏气清灵，随拨随应。故治疗小儿体虚外感，不宜发散太过，而宗少阳和解之法，寓散中有补、扶正祛邪之意。代表方剂“和解方”由藿朴夏苓汤合小柴胡汤化裁而来。方取小柴胡汤与藿朴夏苓汤加减之和解合剂，其意在“和”，即“和解”与“和中”。

二、首提复感“正虚邪恋”病机，创“补肾固表”法，研“补肾固表方”

徐氏儿科素有“扶正不助邪，祛邪不伤正”的学术思想。虞坚尔自1998年起从本系统疾病流行病学、发病机制、预防及治疗等方面入手进行系统研究，首次提出复感儿反复迁延难愈的病机在于正虚邪恋，“肺肾不足，余邪未尽”是其发病缘由，该学术观点已被中医儿科界公认，并编入国家“十二五”高校规划教材《中西医结合儿科学》(人民卫生出版社出版)。立足于扶正祛邪，立法补肾固表，补肾固表颗粒相关研究被列为国家中医药管理局课题，并获院内制剂批准文号(YL060062)，临床疗效甚佳。

三、推广“三期分治”“内外合治”“冬病夏治”“膏方调治”法论治哮喘

分期论治哮喘。根据《丹溪心法》一书中“未发以扶正气为主，既发以攻邪气为急”的治则以及当代儿科泰斗王烈1992年提出的“哮喘苗期”理论，结合气道炎症和气道重建是哮喘的两个基本病理特征，痰瘀互结是哮喘的基本病机，痰和气道炎症、瘀和气道重建关系密切，痰是气道炎症的外在表现，虞坚尔在中医儿科界首先提出“三期分治”学术观点，认为哮喘急性发作期当治以温化痰瘀平喘，祛有形之痰为先；慢性持续期治以健脾化痰平喘，有形、无形之痰兼顾；临床缓解期治以益气健脾，化无形之痰为主。具体应用可概括为“急则治肺，缓则治脾肾”。

急性发作期时，患儿喘息、咳嗽、胸闷、甚则口唇发绀等，宜化痰祛瘀平喘，创“化痰祛瘀平喘”法，研制“平喘方”，治喘为纲，治水为常，痰瘀共治，化其窠囊，创新性地提出“痰”与气道慢性变应性炎症、“瘀”与气道重建、“祛风”与“抗敏”等中西医概念的相关性；慢性持续期患儿以咳嗽、痰多等症状为主，宜健脾化痰平喘，予二陈合三子养亲汤加减；临床缓解期时患儿以咳嗽、痰少、汗出为主，以益气健脾为主，予六君子汤加减；另辅以“黄芩咳喘敷贴散”外敷穴位，以徐氏“温阳扶正”学术思想为指导，施“冬病夏治”，调节患儿免疫力。冬季则根据患儿体质偏颇，以膏方调摄。

四、柔肝理脾和胃法治疗小儿胃脘痛

近年来根据我国儿童成长特点及独生子女较多的现状，注重情志因素对儿科疾病的影响，在小儿胃炎等疾病的诊治中，强调临证对于小儿胃脘痛(胃炎)多用理气和解之剂配以补益治疗。如用《局方》戊己丸配伍四君或六君之类以柔肝降气，健脾和胃，治疗脾胃疾病，疏补兼施，寓通于补，补脾气、健脾运，降胃气，恢

复中焦气机宣通，使经脉气血流畅，疼痛解除，诸症皆平，每收良效。

五、滋阴降火合健脾化痰治疗痰湿体质女童性早熟

儿童性早熟，病机多为阴虚火旺、天癸早至，但在临床中有相当部分性早熟女童，体型肥胖，体质辨识属痰湿偏重者。虞坚尔于20世纪90年代提出滋阴降火合健脾化痰法治疗痰湿体质女童性早熟，开展抗早2号方治疗小儿性早熟相关研究，得到上海市科学技术委员会、上海市卫生局及上海市教育委员会的立项资助。

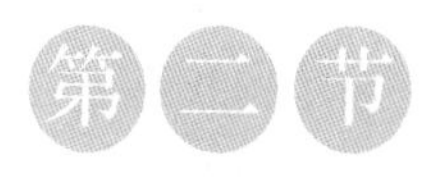

第二节 科学研究

依托上海中医药大学中医儿科研究所，开展了多项科研课题。主持国家自然科学基金项目2项、国家中医药管理局课题3项、上海市科学技术委员会课题3项、上海市教育委员会课题2项、上海市卫生局课题2项。协作承担国家科技部“十五”“十一五”攻关计划项目、国家自然科学基金项目、国家中医药管理局课题、上海市科学技术委员会课题、上海市教育委员会课题、上海市卫生局课题等多项。

承担国家卫生部临床重点专科建设项目1项，国家中医药管理局“十二五”“十一五”重点专科建设项目各1项，上海市中医临床优势专科（病）建设计划1项，上海市中医特色专科1项，海派中医流派（徐氏儿科）学术经验传承基地建设项目1项（一期、二期、三期建设）。

主要研究成果如下。

一、中医药防治小儿支气管哮喘

小儿支气管哮喘（以下简称小儿哮喘）是国家卫生健康委员会、国家中医药管理局重点专科及上海市中医临床优势专科优势病种。

根据小儿哮喘的临床表现和病程特点，继承并发扬海派中医徐氏儿科重视

小儿阳气、解表擅用辛温的学术思想，并总结几代学术继承人临床经验，将哮喘分为发作期、缓解期和稳定期，实行“三期分治”。发作期攻邪以治其标，宣肺化痰平喘；缓解期攻邪兼顾扶正，健脾化痰，祛瘀止咳；稳定期扶正以治其本，益肺健脾补肾。认为痰为哮喘发病之夙根，气喘日久，久病必瘀，瘀是导致哮喘难治的重要原因，哮喘的难治性在于痰、瘀、气三者互结为患。

结合西医学研究发现，哮喘的气道慢性炎症，往往表现为气道黏膜的水肿、微血管充血、微循环障碍等病理状态。微循环瘀血是哮喘发病的中间环节，气道重建是构成哮喘难治性的主要原因。相关研究成果获中华中医药学会及上海市中医药学会科研成果奖。并根据研究成果指导临床，以“伏痰夙瘀”为哮喘发病之本，确定“内外合治”为治疗手段，内治以化痰、平喘、健脾、补肾为原则，创制“平喘方”治疗哮喘，取得了较好效果。并在总结多年临床经验基础上，经不断实践和改良制定出“黄芩咳喘散”，配合使用离子导入法促进药物吸收，在伏天开展敷贴，较传统敷贴方法缩短了治疗时间，减少了皮肤过敏和损伤，提高了治疗依从性和临床效果。现作为上海市市级医院的一项适宜技术，在临床上进行推广应用。从内治、外治两方面着手进行哮喘的防治研究工作，对降低医疗成本，减轻患者负担，以及开发和推广中医药在本病防治中的特色和优势做出一定贡献，已成为国家临床重点专科小儿支气管哮喘诊疗方案重要内容。

同时，以国家自然科学基金课题“平喘方干预哮喘模型动物相关脏腑阴阳失衡的机理”及“平喘方干预哮喘模型动物阴阳失衡机理及拆方的研究”为主要支撑课题，“中药穴位敷贴合电离子导入技术防治肺系咳喘病”获得上海市申康医院发展中心“上海市级医院适宜技术联合开发推广应用”项目资助。作为国家卫生健康委员会、国家中医药管理局重点专科儿科哮喘组组长单位，已制定诊疗方案及临床路径，由国家中医药管理局发布，并在全国推广。

目前正在进行中医药对哮喘免疫失衡及神经源性炎症的干预作用实验研究，发现化痰祛瘀疏肝法对免疫失衡及神经源性炎症有干预作用，且两者之间存在内在相关性，为探讨从肝论治哮喘作前期探索。

代表方剂“平喘方”正在前期机制研究基础上开展制剂工艺研究；“黄芩咳喘敷贴散”已获得院内制剂批准文号（Z05190753）。

二、中医药防治小儿反复呼吸道感染

小儿反复呼吸道感染（以下简称小儿复感）是国家卫生健康委员会、国家中医药管理局重点专科优势病种。

已完成国家中医药管理局课题“补肾固表方治疗小儿反复呼吸道感染的临床与实验研究”及“精简补肾固表颗粒治疗小儿反复呼吸道感染的方-证-效研究”。研究发现复感儿存在 Th1 与 Th2 分布失衡，呈现 Th2 优势应答模式，其 Th1 下降，不能抵抗疾病侵袭，符合中医正虚表现；Th2 增高，使疾病慢性迁延，符合中医邪恋表现；体现了正虚邪恋的特点，佐证了传统的邪正盛衰理论包含了免疫学 Th1/Th2 学说的内涵。而补肾固表法可以通过逆转 Th2 优势应答，纠正 Th 失衡，佐证了“扶正祛邪、兼以和解防治复感”的理论与西医学 Th1、Th2 平衡理论关联，从分子水平探索了复感间歇期证候的西医学指标，为补肾固表法的临床推广应用提供了可行性依据，更进一步认识了补肾固表方的起效途径，为研究防复感中药的作用机制提供了一种有用的研究方法。同时，学科也已完成上海市卫生局资助项目——小儿复感的中医证候学分布规律研究、复感儿发病影响因素的文献及临床调查研究，初步总结了复感的中医证型及地域分布特点，对古代文献的相关记载进行了初步溯源，并归纳了其发病的影响因素，为临床规范化诊疗复感提供了客观依据。

目前，代表方药补肾固表方已经在药味精简、剂型改善等方面取得了一定的进展，即将进入中药新药临床研发阶段。同时，计划对古代相关文献进行深入挖掘，可望形成复感相关文献数据库；此外，上海中医药大学科研发展基金“小儿支原体肺炎中医证候特点及与 Th 细胞相关性初探”、上海市教委预算内科研项目“清肺通络方对 MPP 小鼠 Th17 细胞信号途径调控作用的研究”对小儿支原体肺炎的中医证型、舌象特征和免疫特点进行了研究。

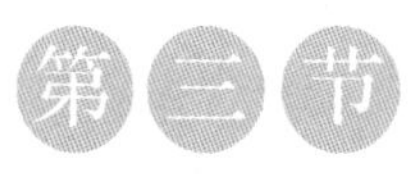

第三节 医院管理

虞坚尔曾任上海市中医医院院长、上海市中医文献馆馆长、上海中医药大学上海市中医药研究院中医儿科研究所所长。他带领医院取得了跨越式的发展。医院先后成为上海中医药大学教学医院及附属医院、上海市文明单位，在国家中医药管理局医院等级复评审及医院管理年督查中均以高分列入第一方阵。2007 年获中华中医药学会首届“全国优秀中医医院院长”称号。带领儿科团队在临床工作、科学研究、教育教学、人才培养等方面取得了长足的进步，在做好临床和科研工作同时，注重学科基础建设、学术建设、人才队伍建设、文化建设等。

在基础建设方面，完成国家重点学科儿科病房建设，床位数居上海市全市中医儿科之首。基础设施完备，诊疗设备先进，医护人员力量雄厚。

在学术建设方面，“十一五”期间，联合上海中医药大学各附属医院儿科成立了上海中医药大学、上海市中医药研究院中医儿科研究所，以上海市中医医院为依托单位，其他三所医院儿科为共建单位，开创了儿科临床、科研、教学、人才培养的新平台。研究所定期举行学术例会和讲座，学术氛围浓厚。建设工作在大学及研究院述职考核中获得较好评价，并连任上海市中医药研究院中医儿科研究所所长。

在学科人才队伍建设方面，培养了一支高学历、高素质、高能力的医护人员队伍。医师队伍硕博比 66.7%；护理人员队伍大专以上学历比例 100%，本科学历比例 37.5%。

在学科文化建设方面，学科内部形成了勤奋、务实、传承不泥古、创新不离宗的良好学术氛围，具有极强的凝聚力。学科成员紧密团结，通力协作，对学科文化有高度的认同感和归属感。

作为学科带头人，在本学科起到领头人及枢纽的作用，抓好学科规划，协调各方面工作；支持“扬弃”，鼓励有继承、有创新，鼓励学术开放，倾听学科人员的意见，不轻易否决有价值的新观念、新方法、新立意、新项目；在学术顾问的指导下，在学术继承人及学科人员的配合下，团结一致，创建学科良好的学术氛围。

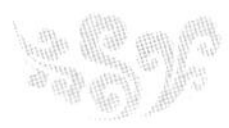

第二章

学术探析篇

虞坚尔重视《黄帝内经》《伤寒杂病论》《温热论》等中医经典理论贯彻于儿科临床。临床上，重视培补脾肾，尤重后天之本；善燮理阴阳，以平为期；强调柔肝健脾，倡导“抑木扶土”；重视和解表里，生发小儿少阳之气。并传承徐氏儿科流派学术思想而发扬光大之。

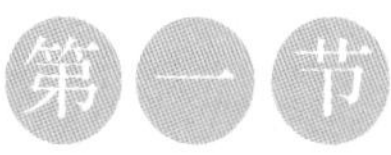

第一节 培补脾肾，尤重后天之本

虞坚尔在传承徐氏儿科学术经验基础上，深入学习经典，理论基础扎实，学术经验丰富，辨治施法圆活，处方用药凝练，临床疗效显著。尤其对于培补脾肾法有独到的经验。

一、历史溯源

《黄帝内经》对脾肾之间的关系，进行了多方面的论述，指出生理上，脾肾相互依存、相互制约，《素问·五藏生成》言：“肾之合骨也，其荣发也，其主脾也”，《素问·水热穴论》亦有：“肾者，胃之关也。”在病理上，亦有关于肾病及脾、脾病及肾、脾肾同病的描述。后世医家在《黄帝内经》的基础上对脾肾两脏的关系进行了深入的阐发。王肯堂言：“土全赖水为用也，故曰补脾必先补肾，肾精不足又须补之以味，古人云补脾不若补肾，又云补肾不若补脾，二言各有妙理，不可偏废也。”儿科专家万全在治疗中主张重视先后天之本的调补，认为“肾为元气之根，脾胃为谷气之主，二者当相交养也”，在方剂选择上他认为“古人制参苓白术散谓补助脾胃，此药最妙，今作丸剂，与前滋阴大补相间，服之尤佳”。可见他重视脾肾双补。张景岳认为脾肾二脏是相互滋生的关系：“盖人之始生，本乎精血之原；人之既生，由乎水谷之养，非精血无以成形体之基，非水谷无以成形体之壮。精血之司在命门，水谷之司在脾胃。故命门得先天之气，脾胃得后天之气也。是以水谷之海，本赖先天为之主，而精血之海，又必赖后天为之资。”张氏对脾肾两虚的病因病机及处方用药描述比较全面，提出当脾肾双补并以温肾为主，他所制的温补脾肾方剂现在仍广泛用于临床。

二、徐氏儿科温补脾肾的传承

儿科专著《颅囟经》中提出："凡孩子三岁以下，呼为纯阳。"小儿脏腑娇嫩，形气未充，在生长发育过程中具有"生机蓬勃，发育迅速"的生理特点，古代医家就把小儿这种生理现象称为"纯阳"。徐小圃先生为海上儿科名家，并为虞坚尔的师祖，他赞同"圣人则扶阳抑阴""阳气为人身之大宝"之论，认为人体以阳气为本，诊治儿科疾病时注重温阳扶正。他从小儿机体"肉脆、血少、气弱"的生理特点出发，认为"阴属稚阴，阳为稚阳"，而绝非"阳常有余，阴常不足"的"纯阳之体"，其脏腑柔嫩，易于感染，发病之后，寒热、虚实、阴阳盛衰又易于转化，病变多端，往往容易出现阳气受损之证，所以他特别强调阳气在人体中的重要性，认为"阴为体，阳为用，阳气在生理状态是全身动力，在病理状态下又是抗病主力""治小儿疾病必须时时顾及阳气"，指出应慎用寒凉之味，善用温补之剂。

三、培补脾肾，互为滋生

在防治诸多儿科疾病过程中，虞坚尔尤重培补脾肾。肾为先天之本，藏精、主骨，肾气、肾精的充足直接关系到小儿各脏腑功能、形态的成熟，且小儿"气血未充，肾气未固"，故临床多见小儿肾气不固、肾精失充的诸种疾病；又小儿"稚阴稚阳"，他脏疾病迁延也易损及肾阴肾阳，虞坚尔在临床诊疗时时处处注重固护肾气，培补阴阳。脾为后天之本，气血生化之源，为儿童迅速生长发育提供物质基础，小儿"脾常不足"，其脾胃之体成而未全，脾胃之气全而未壮，故而其功能状态与小儿生长发育的需求常常不相适应，临床上因脾运失健导致的脾系疾病较为常见；《脾胃论》云："百病皆由脾胃衰而生。"指出脾胃虚衰可影响他脏发病；而脾胃为中土，他脏疾病也易延及脾胃，故虞坚尔尊前贤"调脾胃即是安五脏，安五脏即是调脾胃"之法，将培健中焦、调脾益胃贯穿于治疗始终。脾肾两脏相互资生，脾主运化，有赖于肾气肾精的资助促进，始能健旺；肾精肾气亦有赖于脾气运化的水谷精微充养培育，方能充盛。在生理上，脾肾两脏相互资生、相互促进，病理上两者常可相互影响，互为因果。在治疗上，虞坚尔以"培补脾肾"为大法，根据临床具体情况，各有侧重。

四、谨守病机，各司其属

脾肾之为病，可脾肾同治，先后天互补，或可有所偏重，病程较短而阳气不足者，脾弱为主，应予补脾；病程较长而阳气衰微者，肾虚为主，急宜补肾；病浅在脾，当予补脾，病深入肾，当予补肾，脾肾两虚者宜双补之。总之，临床用药应"谨守病机，各司其属"，方能取得良效。

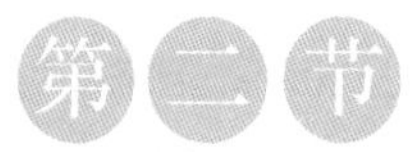

第二节 燮理阴阳，以平为期

"稚阴稚阳"和"纯阳"同为小儿生理特点的两个侧面，前者是指脏腑、气血、功能发育不够完善而言，二者又互相关联，在实践中用以指导认识小儿生长发育以及疾病的防治具有重要意义。后者是指生长发育迅速，阳气相对比阴气旺盛及机体抗病功能而言。

一、对"稚阴稚阳"理论的看法

"稚阴稚阳"理论出自吴瑭的《温病条辨·解儿难》，指小儿在物质基础与生理功能上都是幼稚和不完善的，需要不断地生长发育，充实完善。

稚阴稚阳学说在理论上是纯阳学说的发展，说明小儿体质除生机蓬勃、发育迅速之外，还存在脏腑娇嫩、形气未充的一面。稚阴稚阳学说也为小儿发病容易这一病理特点奠定了理论基础。

稚阴，指小儿阴气未充。精、血和津等生命必须的有形精微物质为阴，由脾胃摄取水谷精微化生而来，稚阴尤与胃(脾)、肝、肾等相关。

胃为水谷之海，喜润而恶燥，水谷精微之生，依赖于胃对水谷的受纳、腐熟和消磨，在这个过程中，必得胃津之渗和。而小儿生长发育迅速，对精微物质需要更甚，胃肠之负担愈甚。若胃津气亏损，必致消化不良，出现不饥不食或知饥不食。

肝为藏血之脏，体阴而用阳，如血量不充，肝无血藏，则不能正常发挥疏泄作用，影响小儿生长发育。肝血不足，一为肝胃虚损，化源不足，患儿可见爪甲无华，目光呆滞，行走迟缓；二为津液大伤，血枯液竭，则柔不济刚，出现高热抽搐、角弓反张、目睛上串之候，多为火热所致。

稚阳，指小儿阳气未充。中医学认为，阳气对人体具有推动、温煦作用，气的产生，尤其与肺、脾、肾等脏的生理功能相关。

小儿肺脏娇嫩，卫外力差，对自然界的阴阳变化有一个适应过程。人体抵御外邪，全赖卫气，卫气的生成、敷布和运行，均依赖于肺的宣发。外邪无论是自皮毛而入，还是自口鼻而进，都会累及到肺。故叶天士在《温热论》中首先提出“温邪上受，首先犯肺”，因此儿科肺系疾患极为常见。

小儿脾胃脆弱，功能尚未健全，运化力差。生机发育迅速，对水谷精微的需求较之成人尤为迫切，而小儿饮食节制力差，加之父母娇惯，常常过饱。年轻父母缺乏科学喂养知识，多以高脂肪、高蛋白质食物喂养，超过了小儿脾胃运化能力，造成小儿偏食、拒食，故儿科脾胃系疾患也十分常见。

“稚阴稚阳”与肾的关系亦相当密切。肾为人体阴阳之根本，互相依存、互相制约，以维持人体生理上的动态平衡。小儿肾脏娇嫩，稚阴未充，在病理上表现为两点：一是对阴阳调节功能不如常人，寒热之变尤为明显；二是阴阳二气互为之根，尚不如成人稳固。因此，其消长和转化均较成人为快。如偶患感冒，可很快转为咳嗽、气急、唇绀、鼻煽、涕泪皆无的肺气闭塞之证。如不及时救治，转瞬即可为面色苍白、汗出肢冷的虚寒之象，进而额汗如油，阴阳离绝而危及生命。

二、对纯阳理论的看法

“纯阳”一词首见于《周易》，而应用于医学领域，首见于《颅囟经》，云“孩子三岁以内”，称为“纯阳”。虞坚尔认为，所谓纯阳即指小儿的阳气相对比阴气旺盛而言，并非有阳无阴的盛阳，其生机属阳，阳生则阴长，说明小儿生机旺盛，发育迅速，有如旭日初升，欣欣向荣，而又特别需要乳汁、水谷精气不断加以补充，才能促进其健康成长。

《说文解字》释“纯”：丝也，从素、屯声，一根蚕丝也。亦即“纯阳者，一阳也，少阳也”，是阳气尚未成熟之意。《鲆溪医论选》中明确指出：“小儿年幼，阳气未充，故曰纯阳，原非阳气之有余也。”从阳气充实的角度分析，小儿阳气是稚弱未充的，此与“稚阳”观点有相通之处。所以，纯阳非盛阳，而是指出了小儿之阳相对于成人乃不足之阳。

阴阳学说是中医学的基础，虞坚尔一直以来重视燮理阴阳，燮即调和，理即理顺。燮理阴阳指调和、理顺阴阳，使之和谐平衡，各归其位。正如《素问·阴阳应象大论》云："阴阳者，天地之道也，万物之纲纪，变化之父母，生杀之本始，神明之府也。"

三、重视阴阳学说，尤其重视阴阳平衡

阴阳学说是中国古代哲学认识世界的方法论之一，中医学借以来说明人体的生理、病理等各种现象。阴阳平衡观是其中核心内容。

阴阳，原指日照的向背，向日为阳，背日为阴。后来逐渐发展成为中国古代哲学中的一对重要范畴。它是古人对自然界相互关联的某些事物和现象的对立双方，以及同一事物内部相互对立的两种因素的抽象概括，认为一切运动都源于阴阳两种对立势力的相互作用。《易传·系辞》曰："刚柔相推而生变化……日月相推而明生焉……寒暑相推而岁成焉。"这就是说，无论春夏秋冬的循环推移，或者昼明夜暗的交替，都无一例外地产生于阴阳的相互作用，正所谓"天地氤氲，万物化醇，男女构精，万物化生"。可见，世间的万事万物无不处在阴阳的相互作用中生长、变化；若阴阳一旦毁灭，则事物的运动和变化也就不复存在，阴阳的对立统一乃是世界运动变化的总规律。

中医学将其赋予具体的内容，广泛使用于中医各个学术领域，是中医解释医学理论的主要工具。

中国古代的哲学家和自然科学家大多用阴阳学说作为自己的宇宙观和方法论。明代著名医家兼养生家张介宾在《类经·阴阳类》中就指出："道者，阴阳之理也。阴阳者，一分之二也。太极动而生阳，静而生阴；天生于动，地生于静。故阴阳为天地之道。"《类经图冀·医易义》云："天地之道，以阴阳二气造化万物；人物之理，以阴阳二气而长养百骸。"正因为如此，阴阳法则自然而然地成了古人把握和分析人体物质结构、生理功能、病理变化、辨证论治和养生防病甚则世间万物的基本纲领。

阴阳不是一个空洞的代名词，它是宇宙间一切事物运动变化的物质基础。阴阳只有与具体事物相联系，才有它的实际意义。例如，在天地这一对相关事物中，天在上为阳，地在下为阴；火为阳，水为阴；上为阳，下为阴；人的五脏（心、肝、脾、肺、肾）因"藏精"而为阴，六腑（胆、胃、大肠、小肠、三焦、膀胱）因"传化"而属阳。

从中医讲，阴阳失调则病，阴阳平衡才健康。虞坚尔认为，阴阳平衡和中医药实际是致中和医学，何谓致中和？孔子曰："致中和，天地位焉，万物育焉。"人要欣欣向荣和健康，就要致中和，这是中国传统文化的重要观念。阴阳平衡应当是个动态平衡，是用阴阳来进行调节。在人体健康或病态时，都有许多双向调节的分子在起作用。内分泌系统、神经系统及免疫系统等都具有双向调节的功能，阴阳的平衡和比例决定是否健康。

中医学是一门博大精深的，涵盖天文、地理、生命的学问，是阴阳学说可以通解万物的典范，也是古人高度认识自然和自然法则、生命和生命法则的明证。传统医学中，古人以自然为参照，以平衡为准则，以阴阳为尺度，量度生命因自然运动而呈现的动量、静量、常量和变量；以生命相对自然动静量的匹配状态，认知（生命）总体健康（平衡）状况；以五脏（五行）与总体阴阳的协调性，了解体内各脏腑的平衡（健康）状况；以各脏腑相生相制、相辅相成规则，了解内在的互动情况；以六经中气血运行强弱、盛衰状况量化平衡之差，推导前因后果、发展趋向。然后，以相应方法调节体内阴阳消长机制，从而达到恢复健康的目的。

四、阴阳平衡是动态的

历代医家都把整个人体以及人和自然界看作一个整体或一个系统。系统是指相互联系、相互作用的若干要素构成的有特定功能的整体。系统方法要求人们把对象和过程视为一个相互联系、相互作用的整体，并且尽可能将整体做形式化的处理。人与自然、人与社会、人的群体，人体内的各个系统、每个系统内的器官、每个器官内的各种组织，都构成生态系统。此外，人体内某处的各种细菌（如胃或肠内的细菌），某部分的细胞群体，甚至一个细胞，也构成生态系统。上述各层次的生态系统又是相互交叉与相互影响的。

自然界与人身之阴阳，无时无刻不在消长变化之中，但是，只要这种消长平衡在一定范围之内，而没有超越一定的限度，皆可认为处于平衡状态。人体各个层次的生态平衡是维持正常生命活动与健康的基本条件，医学的根本任务是调节和维持人体各层次的生态平衡。天人合一或天地人合一，就是生态概念。人的生理活动、健康状况甚至心理活动，在一定程度上受自然环境、社会环境甚至气象与天体活动的影响。

中医学的阴阳，也应理解为生态关系；阴阳不是静态的，而是动态的；阴阳平衡应当理解为生态意义上的动态平衡。中医阴阳平衡观正是这一科学的方法论的运用，并且能够从大处入手，将复杂无比的对象简单化，运用整体性原则和动态原则认识和处理事物。

五、阴阳平衡观的现代实质研究

虞坚尔重视阴阳的现代实质研究。美国生物化学家Gober研究了cAMP和cGMP这一对拮抗物对生物细胞的双向调节作用，并在1973年与中医的阴阳学说联系起来，进而判断中医药所讲的阴阳和阴阳平衡是有物质基础和科学内涵的。虞坚尔认为，cGMP和cAMP这种双向控制系统是阴阳学说的物质基础之一，是作为二元论的阴阳学说的基础，这两个比例的平衡，就决定是否健康或病态。而对患者的治疗，则可以通过调节cGMP和cAMP相对平衡和相对健康比例，使患者从病态恢复到健康状态。它们之间的相对平衡影响一个人的健康状态。

在多年研究哮喘的基础上，虞坚尔提出，Th1/Th2平衡是阴阳学说的又一物质基础。Th细胞分化在生命早期即已开始，许多因素决定静止期Th细胞向Th1或Th2细胞分化，Th1/Th2细胞之间处于相互抑制状态，Th1类细胞因子IFN-γ拮抗IL-10和IL-4，从而抑制Th2细胞的活性。反之，Th2类细胞因子IL-10和IL-4通过拮抗IL-12和IFN-γ，而抑制Th1细胞活性。正常情况下，Th1/Th2细胞处于恒定状态，人们观察到Th2优势是特应性哮喘形成及进展的关键性机制，但哮喘的表现型并非由Th2细胞数量的单独性升高决定，而是由于Th1/Th2比例关系趋向于Th2占优势。来源于Th1的细胞因子可抵消Th2细胞产生的细胞因子之作用，并可减弱过敏性炎症。

六、“内稳态”理论与中医“阴阳平衡”

健康的核心问题是稳态，即个体在生理上保持平衡状态的倾向，内稳态是一种健康标志。中医把人体健康看成是人体阴阳最优协调的综合表现，这种协调就是非平衡稳态。人体内稳态是对中医阴平阳秘理论的深入理解和发展，是机体内环境以及机体与环境之间的动态平衡与和谐统一，使之实现真正意义上的健康。

生命系统是由相互作用的因子组成，具有调节自己各种活动过程的能力。生理过程依赖于生命体内的物理和化学条件。生物的内稳态有其生理和行为基础，即生物控制自身的体内环境，使其保持相对稳定，是进化发展过程中形成的一种更进步的机制，它或多或少能够减少生物对外界条件的依赖性。稳态概念由法国生理学家贝尔纳首先提出，认为生命的机制在于保持内环境的稳定。1926 年坎农应用了内稳态概念，认为稳态是可变的而又保持恒定的状态。

中医学含有丰富的稳态内容，将人体的生理机制归结为“阴平阳秘”，阴平阳秘便是机体最佳的稳态，即《中庸》的“中和”状态。这种状态一旦被打破，机体便出现疾病。

从治疗疾病的原则来看，就是应用各种方法使之达到稳态。机体自身存在一种自趋稳态机制，如《伤寒论》中所云：“阴阳自和者，必自愈。”自愈是指机体内有一种防御和抗干扰的能力，机体在无外界治疗的条件下，通过自我调节能力达到阴平阳秘，以防御疾病。人体作为一个开放系统，与外界环境进行着物质与能量的交换，同时自身内部各系统又进行着相互协调，从而使机体达到一种最佳有序状态。从这个意义上来讲，中医防治即是保护这种自我调节能力，维持阴阳自和。比如感冒、胃炎等，均可通过中医防治手段促进机体达到稳态而向愈。

从中医稳态观上来说，阴阳自和可以说是阴阳学说较早对稳态的一种阐释，它将机体置于一个开放的大系统中，从事物之间的联系、交流、动态的角度来揭示机体阴阳的自我运动与调控机制，阐明了“阴平阳秘”的最佳有序稳态是机体自我运动的结果。这种交流与动态，强调的是过程，说明了在对人体的健康与疾病的调节过程中，时间是一个不可缺少的因素。

中医养生主张“和”，所谓“和”就是协调、和谐、平衡、融洽之意。“和”在天地万物运化之中，人体也需要诸多方面的“和”而健康延年：身心之和、内脏之和、饮食之和、与人之和、与自然之和。即气血和、阴阳和、五行和。古人云：“一阴一阳之谓道，偏阴偏阳之谓疾。”只有五脏六腑和谐者才会精神振奋、健康长寿。

七、阴阳平衡是中医生理病理及辨证施治的基础

中医理论认为阴阳平衡是人体健康的基本标志。《素问・调经论》提出：“阴阳匀平，以充其形，九候若一，命曰平人。”《灵枢・终始》曰：“平人者，不病。不病者，脉口、人迎应四时也，上下相应而俱往来也，六经之脉不结动也，本末之寒温之相守司也，形肉血气必相称也，是谓平人。”既然机体阴阳平衡标志着健康，那么平衡的破坏自然也就意味着疾病的发生。

中医理论中是以阴阳学说用于疾病诊断的。传统医学的四诊八纲以辨阴阳

为总纲，审辨阴阳是中医学诊病辨证的总纲，即最基本的方法。人体疾病千变万化，临床表现错综复杂，但万变不离其宗，均离不开阴阳两方面的范围。即从阴阳来归其大类，便能执简驭繁。因此，中医学在诊断疾病时，辨别阴阳是基础，是总纲，也是首选方法。

阴阳学说用于指导疾病的治疗，其根本点，就是首先把握阴阳失调的状况，用药物、针灸等治疗方法调整其阴阳的偏胜偏衰，实则泻之，虚则补之，以恢复阴阳的协调平衡。故《素问・至真要大论》说："谨察阴阳所在而调之，以平为期。"因此，调整阴阳，补其不足，损其有余，恢复阴阳的协调平衡，促使阴平阳秘，使其达到一种动态的平衡，是为治疗疾病的根本原则。

八、燮理阴阳，以平为期

虞坚尔认为，平和中正是中医治病的最高境界，遣方用药以"阴平阳秘"为宗旨。《内经知要・阴阳》中说："阴血平静于内，阳气秘密于外，阴能养精，阳能养神，精足神全，命之曰治。"

现代学者对阴平阳秘的解释，有阴阳平衡、阴阳动态平衡以及自稳态等的不同认识。耗散结构理论认为，系统在远离平衡态与外界环境有物质与能量交换的情况下，有可能稳定地存在一种有序结构，这种有序结构以消耗能量为代价，称为耗散结构。人是远离平衡的开放系统，气的升降出入是物质和能量的输入、耗散、输出，气聚而形成的人体结构是气化结构，是典型的耗散结构。那么，从耗散结构理论的角度而言，"阴平阳秘"可以说是非平衡有序稳态。"平"强调的是阴的运化能力和机制这种质态的最佳，"秘"强调的是阳的运化能力和机制这种质态的最佳，而不单是量的多少。"阴平阳秘"首先是阴与阳的最佳质态的和合，同时也包含着最佳量态的和合。

正如《素问・生气通天论》所说："生之本，本于阴阳。"虞坚尔多年临床以来，一直重视燮理阴阳，以平为期，并在阴阳关系中极为重视阳气的作用。比如对于性早熟疾病的调治，多从肾的阴阳不平衡入手。

性早熟是指女童在 8 岁以前、男孩在 10 岁以前出现第二性征，或女童在 10 岁以前出现月经初潮的一种内分泌疾病，本病以女童多见。

中医学中尚无性早熟的病名，但关于人体的生长发育生殖程序，早在《黄帝内经》中就有论述，《素问・上古天真论》中就有："女子一七，肾气盛，齿更发长；二七而天癸至，任脉通，太冲脉盛，月事以时下，故有子……"这些基础理论，成为指导和研究本病的重要依据。中医认为特发性性早熟的病因为儿童营养失衡，后天培补大过，使肾气过早充盈，肾气过于亢盛。气有余便是火，火旺而肾阴相对不足，肾阴不足，无以制阳，肾的阴阳不平衡，造成性发育提前，是肾对生殖功能调节障碍的一种表现。病机为肾阴亏损，相火偏旺，阴阳平衡失调，病变主要责之肝肾，其发生多由肝郁化火或阴虚火旺、相火妄动所致。

柔肝健脾，倡导“抑木扶土”

世人多以小儿思想单纯，“少七情内伤”，虞坚尔认为应重新评价认识这个问题。就小儿体质而言，本具“肝常有余”，易升发、疏泄太过的生理病理特点，陈复正在其《幼幼集成》一书中言“复有内因客忤，或儿平日所喜者，乃戏而夺之；平日所畏者，乃戏而恐之。凡亲爱之人，喜食之果，玩弄之物，心之所系，口不能言，一时不得，遂逆其心志，其候昏昏喜睡，寐不惺惺，不思乳食，即其证也。宜先顺其心意，内服沉香安神丸并惺惺散”，提出小儿因情志不遂而致病。现代社会物质丰富，生活水平提高，娇生惯养现象比较普遍，此类娇生惯养之小儿，所欲不遂，动辄哭闹要挟，久之则性情乖张，养成易怒易暴的恶习，恼怒则气滞，气滞则肝郁，肝气郁滞则脾土受伐，出现脾虚、痰湿等证。诸如小儿腹痛、多动症等均与肝郁脾虚、气机不畅、脾虚生痰、痰火上扰清窍有关。故虞坚尔建立柔肝健脾大法治疗由肝郁脾虚而致的小儿慢性胃炎、功能性腹痛、多动症、抽动症等病。

一、肝、脾胃生理功能概述

（一）肝脏的生理功能

1. **肝体阴而用阳**　叶天士在《临证指南医案》中说：肝“体阴而用阳，其性刚，主动主升”。“体”是指肝脏本体，“用”是指肝脏的生理功能活动。肝藏血，血性属阴，故肝体属阴；肝性条达，主升主动，故肝用为阳。肝之体阴与肝之用阳之间密切相关，肝之体阴是肝之用阳的保证，肝为刚脏，非柔则不能和，必须依赖肝之阴血的充养，才能维持其正常的生理功能，肝之用阳是肝之体阴的功能表现。

肝主疏泄，喜条达恶抑郁，主升动，皆肝之用阳的具体表现，而肝脏的这些活动都是在肝之体阴的基础上发生和进行的。

2. **肝主升发** 肝的主要生理特性即主升发，性喜条达而恶抑郁。肝属木而通于春气，木主条达舒畅而春主升发生长，肝主疏泄的生理功能是从春之升发生长及木之条达舒畅的特性中总结概括出来的。肝的疏泄功能对气机的影响主要表现为升举疏通之作用。倘若抑郁，则肝气疏泄功能失常，势必导致气机郁滞不畅一系列病变的发生。

3. **肝主藏血** 肝主藏血，主要表现为肝内贮存充足的血液，化生和濡养肝气，使其冲和调达，维持正常的疏泄功能，防止疏泄太过而亢逆。肝内血液充足，肝有所藏，则肝脏的生理功能才能正常发挥，肝藏血功能异常，则肝血不足，肝体失养，肝的生理功能也不能正常发挥，尤其是对其疏泄功能影响最大。

（二）脾胃的生理功能

1. **脾主运化** 脾主人体之运化，把来自胃肠的水谷饮食化生为气血精微，布散到人体各个部位，营养全身。脾主运化分为运化水谷和运化水湿。整个过程如下：食物经口入胃，在胃的作用下初步消化，之后进入小肠，经其消化泌别清浊，再经脾气散精作用，清者上归心肺，浊者下输至肾和膀胱，同时在各脏腑的协调下，水精四布，五经并行，向内滋养五脏六腑，向外濡养皮肤毛发。运化水谷和运化水湿的两者是同时进行的。《黄帝内经》将脾胃消化饮食水谷转输精气的作用概括为"中焦如沤"。

2. **脾为后天之本** 人体脏腑器官的功能活动皆依脾所养。脾的运化功能，是人体新陈代谢得以正常进行的前提条件，输布精微于人体各部，乃生命活动的原动力。若外邪侵袭或忧思伤脾，影响脾之运化，则饮食不消，停积于胃，症见腹部胀满，不思饮食，大便溏泄；脾之运化失常，气血生化无源，机体失于充养，则脏腑组织功能衰退，出现血虚、头晕、倦怠无力、心悸等症。在治疗时应时时处处注意顾护脾胃之气。

3. **脾主升清** 脾主升清，升即向上之意；清即饮食水谷中之精微者。脾主升清主要指脾气将水谷精微部分运送到人体上部，化生气血以营养全身；及维持脏器位置相对稳定的生理功能。民国张聿青在《张聿青医案》中云："脾为阴土，其气上行，所以升其清。"若脾脏不能升清，则不能运送精微于人体上部，滋养心肺头目，从而导致病变，症见头晕目眩、耳聋耳鸣等症。《素问·阴阳应象大论》曰："清气在下，则生飧泄"；脾的升发功能异常，可导致内脏下垂。临床常见的

“下脱”“气下冲”即为脾气不能升发所致。

4. 胃以降则和 胃主纳谷，其性喜湿恶燥，宜降，固有“胃以降则和”之说，如胃受了各种内外因素，而使它失去了降和作用，故而发生病变，主要的临床表现是呕吐。

二、病机分析

（一）小儿肝常有余

小儿“肝常有余”之说源于北宋医家钱乙，《小儿药证直诀》提出小儿“五脏六腑，成而未全，全而未壮”，并将“风、惊、困、喘、虚”归纳为肝、心、脾、肺、肾的病变特点。小儿真阴不足，若受外邪，易引动肝风，化热伤阴，而发作抽搐、惊风等证。《丹溪心法》云：“小儿肝只是有余。”万全在总结前人经验和大量临床实践的基础上，提出了“肝常有余”，如《幼科发挥・五脏虚实补泻之法》谓：“云肝常有余，盖肝乃少阳之气，儿之初生，如木方萌，乃少阳生长之气，以渐而壮，故有余也。”同时在《育婴秘诀》中云：“人皆曰肝常有余，脾常不足，子亦曰心常有余而肺常不足。有余为实，不足为虚。《内经》曰：邪气盛则实，真气夺则虚。此所谓有余不足者，非《经》云虚实之谓也。”万全认为，肝属木，旺于春，春乃少阳之气，万物之所资以发生者，儿之初生，如木之芽，其气方盛，故肝常有余。

（二）小儿脾常不足

明代万全在《育婴秘诀》中指出小儿“脾常不足”。“脾常不足”是小儿的生理特点：脾为后天之本，气血生化之源，小儿正常生长发育有赖于脾胃运化腐熟水谷，源源不断地化生精微以滋养。“脾常不足”包括绝对不足和相对不足两层含义：一方面，小儿脏腑“成而未全，全而未壮”，是为绝对不足；另一方面，小儿生机蓬勃，生长旺盛，较之成人，对饮食精微需求更高，这与相对薄弱的脾胃相矛盾，是为相对不足。但在一般情况下，只要饮食适宜，调护得当，“常不足”的脾胃仍能基本保证水谷消化和精微吸收，这种“不足”的状态并不会阻碍小儿的生长发育，所以说“脾常不足”是小儿在这一特定年龄阶段的共同生理特点。

“脾常不足”也是小儿的重要病理特点。小儿“稚阴稚阳”“脏腑柔弱”，形气未充，脾胃功能未臻完善，因此形成了营养物质需求量大和脾胃负担重的矛盾，稍有饮食不洁或不节，冷暖饥饱失宜，便为饮食所伤，加之小儿易为六淫之邪所中，故极易导致脾胃纳运失司，产生泄泻、呕吐、腹胀、腹痛、积滞、疳症、水肿等内伤诸恙；又因脾主中州，若脾不健运，生化乏源，则无力充养正气，正气不充则不耐六淫所侵，故又可导致外感诸疾蜂起，百病丛生。

（三）肝脾克而互用

五脏中，肝与脾之间的关系尤为密切。肝脾同居中焦，肝属木，脾属土，在木克土的生理状态下，肝与脾维持着一种克而互用、相辅相成的协调平衡关系。首先，反映在饮食消化、吸收、敷布过程中肝的疏泄功能和脾的运化功能之间的相互影响。脾的运化健旺有赖于肝的疏泄正常，《中西汇通医经精义·上卷》云："肝属木，能疏泄水谷，脾土得肝木之疏泄则饮食化。"这种"土得木而达之"的关系是与脾的生理特性分不开的，《读医随笔·卷一》曰："脾主中央湿土，其体淖泽……其性镇静……静用易郁，必借木气以疏之，土为万物所归，四气俱备，而求助于水与木尤亟……故脾之用主于动，是木气也。"即脾为阴土，其性壅滞，滞则易郁，必须借助肝木的疏泄条达之性才不致阴凝壅滞，才能维持纳运升降、化气生血的功能。在脾土得助于肝气疏泄的同时，肝也需脾土提供的水谷精微之气的供养，才能保持升发条达之性。《名医方论·卷一》对此作了精辟的论述："肝为木气，全赖土以滋培，水以灌溉。若中气虚，则九地不升，而木因之郁；阴血少，则木无水润，而肝遂以枯。曰：人知木克土，不知土升木，知言哉！"

（四）胃以降则和

《素问·至真要大论》云："诸逆冲上，皆属于火……诸呕吐酸……皆属于热。"《素问·举痛论》云："寒气客于肠胃，厥逆而出，故痛而呕。"小儿若因起居不慎，饮食失节，或情志不畅，或病后失养，致胃不受纳，脾不运化，壅塞中脘，升降机转失调，必然涌溢而出，引起呕吐。

（五）肝气乘胃

叶天士言："肝为起病之源，胃为传病之所。"他认为："肝藏厥气，乘胃入膈，厥阴顺乘阳明，胃土久伤，肝木横越，厥阴之气上干，阳明之气不降。"《血证论》云："木之性主于疏泄，食气入胃，全赖肝木之气以疏之，而水谷乃化。设肝之清阳不上升，则不能疏泄水谷，渗泄中满等证，在所难免。"而胃气通降也有利于肝气的正常疏泄，如胃失通降可致气机上逆，可见嗳腐吞酸、恶心呕吐、呃逆、脘腹胀满或痛以及便秘等症。

现代小儿多因家长溺爱而恣意任性，稍不合意即悒悒不乐，虞坚尔分析其为忧思恼怒，伤肝损脾，木失疏泄，横逆犯土，脾失健运，胃气阻滞，并建立柔肝健脾大法治疗由肝郁脾虚而致的慢性胃炎、功能性腹痛、多动症、抽动症等病。

三、治疗法则：柔肝健脾，扶土抑木

情志不遂，抑郁恼怒，肝失疏泄，肝气郁滞，横犯脾胃，脾胃升降失常，可发为痞满或胃痛，虞坚尔归结其病机为肝逆犯胃，脾失健运，治当以柔肝健脾，和胃止痛，创制柔肝健脾方。

四、辨治要点

（一）所欲不遂，情志致病为病因

“七情伤人，惟怒为甚”，成人如此，小儿亦然。现今小儿，娇生惯养，所欲不遂，动辄哭闹要挟，久之则性情乖张，养成易暴易怒的恶习。朱丹溪言：“小儿易怒，肝病最多。”万密斋亦言：“盖儿初生，性多执拗……易使怒伤肝气生病也。”均说明“怒伤肝”在小儿为常见之病，究其原因，正如张从正所说：“富家之子，得纵其欲，稍不如意则怒多，怒多则肝病多。”虞坚尔认为，随着物质条件改善和生活水平较高，当今儿童娇养者甚多，又小儿“肝常有余”，若所欲不遂，则恼怒气郁，肝失调达，肝气郁滞则脾土受伐，出现脾虚失运，是为肝脾同病；如肝郁不达，郁久化火，可能进而出现肝火病变，肝火上炎，则胃气不降，出现肝胃同病。故在治疗上无论健脾益气、和胃理气，均需在柔肝、养肝、疏肝之基础上进行。

（二）中土不振，脾胃虚弱为病本

脾为脏，胃为腑；脾属阴，胃属阳；脾主升，胃主降；脾主运化，为生化之源，胃主受纳，为水谷之海；脾喜燥恶湿，胃喜润恶燥。两者属阴阳表里关系，是机体气机升降出入之枢纽，为“后天之本”。中焦脾胃协调配合，方能共同完成食物的消化和吸收功能。若脾胃受伤，受纳运化失职，升降失调，乳食停滞，乃生此病，故虞坚尔指出，脾胃虚弱，运化不及是小儿慢性胃炎的病本所在。现代家长往往缺乏科学喂养知识，片面强调补充高营养、高热量的滋补类食物，使饮食结构不合理，超越了脾胃的正常运化能力，或因家长过于溺爱孩子，调理不当，过食肥、甘、生、冷或难消化的食物，零食、水果、饮料等杂食乱投，导致脾胃受损。

又小儿脏腑娇嫩，成而未全，全而未壮，脾常不足，且为稚阴稚阳之体，易寒易热，故要特别强调重视顾护脾胃，切忌损伤，正如明代万全所提出的“使脾胃无伤，则根本常固矣”。小儿患肺炎喘嗽、泄泻、痢疾、风疹及水痘等传染病或其他病症后，正气亏之，伤及脾胃，更甚者如过用苦寒之剂或误用攻伐之品而伤及脾阳；或过用温燥之品而耗伤胃阴；或暑湿而致湿困脾胃；或病后未能给予正确及时的顾护调理脾胃，均可致中气虚弱，脾运胃纳失健，因此健脾和胃可作为该病治疗的重要法则。

（三）肝脾（胃）同病，辨证细致入微

中医所言的“肝脾不和”“肝胃不和”属于“脏腑兼病”范畴，虞坚尔认为这两种合病在临床中屡见不鲜，辨证必须细致入微，并采取相应的治则，方可取得良好疗效。

1. **肝脾不和**　脾为土湿之脏，亦称太阴湿土，其主要功用是运化水谷津液，脾气虚弱，运化不及，就会产生“脾阳不振”“湿困中焦”“中气不足”及“中气下陷”等病理改变。肝主疏泄条达，克制脾土，可以疏通脾土的壅滞，相反相成，所以《黄帝内经》言脾“其主肝也”。若情志不遂，郁怒伤肝，肝失条达，则横乘脾土；或饮食不节，或劳倦太过，损伤脾气，脾失健运，湿壅木郁，肝失疏泄，则出现肝脾不和或肝郁脾虚的证候，临床以胁胀作痛、情志抑郁、腹胀、便溏为主要表现，可见胸胁胀满窜痛，善太息，情志抑郁，或急躁易怒，食少，腹胀，肠鸣矢气，便溏不爽，或腹痛欲便，泻后痛减，或大便溏结不调，舌苔白，脉弦或缓等症，因脾为阴土，故多寒证、虚证。治宜柔肝健脾为主，佐以理气解郁。

2. **肝胃不和**　肝为风木之脏，木气冲和条达，为清阳疏泄，所以助脾胃生化，正如唐容川在《血证论》中所言：“木之性主于疏泄，食气入胃，全赖肝木之气以疏泄之，而水谷乃化……胆中相火如不亢烈，则为清阳之木气，上升于胃，胃土得以疏达，故水谷化。”若肝失疏泄，木气遏郁，则从阳化热，故多热证、实证，其病机为情志不舒，肝气郁结，横逆犯胃，胃失和降，以脘胁胀痛、嗳气、吞酸、情绪抑郁等为主要表现，可见胃脘、胁肋胀满疼痛，走窜不定，嗳气，吞酸嘈杂，呃逆，不思饮食，情绪抑郁，善太息，或烦躁易怒，舌淡红，苔薄黄，脉弦。治宜疏肝解郁、理气和胃为主。

虞坚尔强调，肝脾不和，肝胃不和，两者之间既有区别，又互相联系，互为影响，涉及肝、脾、胃三脏，故在辨证上需明确“脾”“胃”的主次关系，以此决定在柔肝疏肝的基础上，“健脾”“和胃”治疗孰主孰辅，根据病机不同，采取不同的治法方药，才能辨证准确，从而提高疗效。

第四节

和解表里，生发少阳

虞坚尔推崇仲景和解法，对和解的内涵理解精深而运用纯熟自如，以擅用和解为其学术专长和特色，认为小儿体禀少阳，病多外感，故和解之法尤适合小儿。和解法和解少阳，表里兼顾，有疏表清里之效，具通达表里之功。以“和解少阳，通达表里”游刃于小儿众多疾病之中，如户枢主宰开合，如信使引领药物依意而行，如点睛之笔贯通于诸法之中。“和解少阳、通达表里”法主要运用于以下几个方面。

一、外感少阳证——和解少阳，扶正祛邪

首先是其正治之法，病在少阳。虞坚尔对小儿少阳证的病机和临床辨证，认识卓而独到，如认为小儿最为多见的外感呼吸道疾病，病证多在少阳。

在病机上，虞坚尔认为小儿体质本虚，六淫外邪入侵人体，发病与否与六淫外邪的多寡有关，而决定因素则是小儿正气的强弱。正气的强弱决定疾病的证型、演变和转归。小儿正气相对稚弱和抗病能力不足决定了感邪的性质和部位。清代柯琴《伤寒论翼·少阳病解》言：“正气虚，不足以固腠理，邪因腠理之开，得入少阳之部。”腠理为少阳所主，正虚腠理疏松，外邪入侵后，循少阳而入，先与少阳正气交锋，继之多入少阳。小儿外感的病机即正虚腠疏、邪入少阳，枢机不利、正邪相争。

在认症方面，虞坚尔指出要抓住病程中的几个要点：① 小儿外感的发热，体温波动较大，多在午后、夜间发热，清晨、日间自退，热度起伏，有寒热往来的特点。② 咳嗽、鼻塞，咽干、咽不适，经治疗，临床症状虽好转，但咽喉部或下呼吸道病灶难消、易迁延。③ 寤寐汗出，多有汗出肢冷，腠理疏松，时有恶风。④ 进食时或之后容易恶心，喜呕，食欲不佳或纳谷欠馨。⑤ 莫名的心烦、易怒。⑥ 常常旧感未愈，新感复来，有往来不已的特点。这些症状可仅见一症，随来随去，时缓时重。与“但见一症便是，不必悉具”的少阳病小柴胡汤证“往来寒热，胸胁苦满，默默不欲饮食，心烦喜呕，口苦咽干”相符。其中往来寒热、咽干、心烦、喜呕、

默默不欲饮食在小儿极为多见，均属于少阳证范畴。

虞坚尔常常教诲学生，跟师学习，不是只学一药一方，为师者临证多有变化，学的是老师的思维和辨证，唯明晓医理，才领悟其意，方心中不惑，而用之不疑，始化为己有，继融会变通，乃运用自如。强调少阳证多与小儿生理、病理特点息息相关，小儿时期特有的生理、病理决定了小儿疾病的发生、发展和转归，只有紧抓其本，临床方能有据可依，心如有定海神针，进退有法。

江南地区，小儿外感表实证较少，典型的伤寒表实证持续时间很短，很快转为少阳证；中风表虚证亦易转入少阳。故而小儿外感病位多在少阳，可兼见太阳表虚证和太阴、阳明证。

少阳证因邪气郁阻于半表半里，导致少阳枢机滞障不利，其治疗必当解除其滞障，疏利其枢机，才能使表解里和，从而达到气机调和的目的，所以治疗要和解少阳，临证虞坚尔以小柴胡汤为基础方化裁为经验方、和解方，随证加减。小柴胡汤和解少阳，斡旋枢机，使相争于半表半里之邪得以枢转而出，以达和解少阳、扶正祛邪之功。

二、外感兼阳明证——和解少阳，太阳阳明同治

少阳经居身之侧，在半表半里之位，处太阳之里，阳明之外，小儿外感易化热入里，很快出现发热、汗出、口渴或便秘的阳明证，而此时表证尚未尽解。更多见的则是素有便秘的小儿外感时便秘多会加重，患儿热势多较重，或伴腹胀痛、恶心、呕吐、口干。表证常很快入里。虞坚尔对此辨证为表里同病，外感兼有阳明腑证，或是太阳阳明同病，或是少阳阳明同病，治疗则以和解少阳、通腑为大法。以和解方为主方加减。便秘不重者，加枳实、厚朴；便秘严重者，大便质干结如栗，三四日不行，热势高者，加大黄；苔少或花剥，津液不足者，加天花粉、麦冬；风寒表证者，表现为恶寒、少汗，清涕、鼻塞，咽红不显或微红者，多用小柴胡汤加荆芥、防风、枳实、厚朴；风热表证者，表现为恶寒轻或无恶寒，鼻塞、清浊涕，汗出，咽红肿痛、咳嗽等，多用小柴胡汤加连翘、板蓝根、前胡、桔梗；鼻塞，涕出、喷嚏，多加辛夷、白芷、蔓荆子；舌苔略腻，头昏不适，加羌活、独活。

对于兼有口渴、烦躁、汗出多者，则辨证为兼有阳明经证。多用和解少阳，清阳明热之法。如对表证微恶寒，身痛未尽解，又兼有汗出多，口渴或时有烦躁的患儿，多用和解方加生石膏、知母。对素有过敏性鼻炎的小儿，鼻塞、清涕频作，或轻微外感只有鼻塞、清涕、喷嚏症状，而素有汗多、口渴、烦躁者，多用和解方加

生石膏、辛夷、白芷、蔓荆子。对咳频，声重浊，而又烦躁者，以和解方加麻杏石甘汤加减。

三、外感兼太阴证——和解少阳，太阳太阴同治

对平素脾虚大便不成形或便次多夹有不消化样便，或饮食不节即易便稀，面黄无泽的小儿，适逢外感；或小儿外感伴有大便稀，便次增多，或吐泻并作，或恶心喜呕，时有腹部不适，便常规未见异常者；或外感后应用抗生素，随即出现便稀次频者。此情况或是素有脾虚，或外感累及脾胃，表现为表里同病，虚实夹杂。虞坚尔多辨证为太阳太阴、少阳太阴合、并病。治从少阳入手，和解祛邪、健脾升清，多用和解方加白术、葛根，方中小柴胡和解祛外邪，党参、白术、茯苓、柴胡健脾升清阳，藿香、厚朴温中化湿厚肠胃，葛根解肌退热生津，升阳止泻，李杲谓："干葛，其气轻浮，鼓舞胃气上行，生津液，又解肌热，治脾胃虚弱泄泻圣药也。"全方健脾升清，既含扶正祛邪之意，又正治太阴脾虚，以和解祛邪，毫无伤正之虞。

于此，亦深深体会虞坚尔智者谋略、未病先防的学术思想。虞坚尔针对小儿少阳之体、脾常不足的生理特点，把顾护小儿阳气、顾护脾胃的原则贯穿于诊治之中，对于小儿外感，虑其易伤脾胃，故常在和解的基础上，用党参、茯苓健脾，藿香、半夏、厚朴燥湿和中，可有效扶助正气之源，既快速地祛除了外邪，又减少了小儿外感后脾虚综合征的发生，可谓一举多得。

四、外感兼少阴证——和解少阳，太阳少阴同治

对于素体阳虚又兼外感，外感后即见发热、恶寒、无汗、脉沉者，属少阴阳虚兼太阳表寒证，即太少两感证。此为两经兼病，亦即表里同病，虞坚尔治以表里同治、和解发汗法，方用和解方加麻黄、细辛，随症加减。

外感后诱发心肌损害或累及于肾而表证未解者，虞坚尔多辨证为太阳少阴同病，以发热、咽喉部症状为主，而恶寒、鼻塞、清涕不显者，多辨证为少阳少阴同病，治疗皆以和解少阳为主，兼以温通心阳、枢利三焦，表里共治。

五、和解少阳，截断病势向里发展

少阳是表里之枢，外感之邪侵入人体的途径不外体表与口鼻，从皮毛而入者

卫表首当其冲;从口鼻而入者,易侵入肺。少阳是伤寒六经横向传变与温病三焦纵向传变的交汇处。少阳之气内通阳明之里,外连太阳之表,对阳经经气的升降出入起着重要的调节作用,为阳经之枢及人体气机、气化之枢,为外邪深入及外达的必经之路。三阳经证以少阳为转折点。无论是风寒、风热或其他病邪与卫表、肺、少阳密切相关。所以,少阳在外感病发展变化中具有枢机作用。邪正交争,正气不能一鼓作气祛邪外出,则蓄势再战,邪气稽留少阳,表现为往来寒热,发有歇止。若少阳之气弱或所感外邪过于强大,则邪易迅速深入阳明胃肠或下焦,重者甚或逆传入心包。和解少阳,可以截断病势向里发展,使外邪从表而出。清代黄元御以“少阳篇,半言脏病,半言腑病。少阳居半表半里之中,乃表里之枢机,阴阳之门户,阳盛则入腑,阴盛则入脏”为论,提出少阳半表半里在二阳三阴之间,认为小柴胡汤之作用在于“邪解于本经,而无入阴入阳之患,是之为和解表里”。

再者,外感小儿咽喉部阳性症状及体征比较多见,或有持续的咽痒、咽痛、咽干、咽不利症状,或虽无不适症状,但咽喉部有充血、暗红、滤泡、扁桃体红肿等体征。持续时间长是咽喉部症状和体征的又一特点。从部位看,呼吸出入鼻与肺的枢机在咽喉,水谷从口入胃的窍道在咽喉,咽喉位于人体的半表半里。少阳的提纲证“少阳之为病,口苦咽干目眩也”也明确了少阳在咽,《伤寒论》太阳病篇有“咽喉干燥者不可汗”,指出了咽喉不属于太阳表证。外感并发急性肾小球肾炎、病毒性心肌炎、风湿病者多起因于急性扁桃体炎便是强有力的佐证。咽喉部红肿热痛,积极治疗,大部分病情就此截断,不能截断者向里传变,或到肺胃阳明,或到少阴心肾。

六、和解少阳,里病出表

对于从表入里的诸多疾病,虞坚尔在治疗时注重使邪从来路而去,张景岳云:“少阳为枢,谓阳气在表里之间,可出可入,如枢机也。”如虞坚尔治疗急慢性肾小球肾炎、病毒性心肌炎、风湿病等,无论病程暂久,都会关注咽喉部是否有余邪留恋,只要有咽喉部红肿、不适,即用和解之法,旨在使枢机通利,里邪透达出表。刘渡舟有云:“少阳枢机具有疏通、调节表里内外的作用。枢机利,表里之邪得以透达。”和解少阳枢机既能畅三焦、达腠理以透其外,又能疏胆木、利腑道以安其内,达表里分消之功。

少阳三焦总司全身的气机和气化,主决渎而通调水道,主持诸气,三焦是气、水、火运行的共同道路，联络五脏六腑。对于涉及郁、痰、饮、水、火的里证，虽临床表现各异，但抓住三焦枢机不利的病机关键，注重调理少阳三焦枢机，则可达异病同治的佳效。少阳手足两条经脉等同并重，足少阳胆之经脉循身侧，经脉在外，部位表浅，司内外转枢之职；手少阳三焦之经脉位居躯壳之内，脏器之外，一腔之大腑，外应腠理，内邻诸脏，故离表未远，入里未深，处表里出入之地带，具内外转枢之机巧，协调诸脏之气及一身水火的升降出入。因此，在病理上，自然与内外诸经脏腑会有复杂多样的兼涉与证变。手足少阳协同，三焦通治，气、水、火通利畅行，而达内外分解之效。以小柴胡汤治疗，能协调阴阳水火枢机，畅达脏腑气机，扶助正气，导邪外出，通利三焦。

总之，虞坚尔和解法常用柴胡、广藿香解表，黄芩清里，半夏、厚朴降逆气，合用则转枢启阳，推动营卫，运行气机，使胆气生发，三焦气化，邪气得解而不内传，里热得清，少阳得和，湿气得化，胃气得和，腠理三焦调和。兼以扶助正气，激发正气抗邪而祛病，具有安内攘外之功。能拨动表里出入、上下升降、阴阳虚实之枢机，表里、气血、三焦通治，表里双解，达到“上焦得通，津液得下，胃气因和，身濈然汗出而解”的作用。

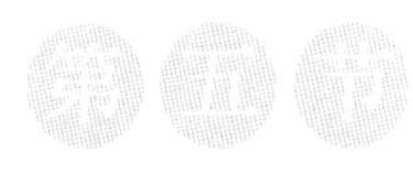

以《黄帝内经》指导儿科临床

《黄帝内经》是我国现存最早的一部医著，对后世医学的发展产生了深远的影响。在其基础上建立的中医学体系不仅指导了中医儿科学的发展，而且其中有不少关于小儿生理、病因病机、诊法、治法、预防等内容。虞坚尔一直以来重视《黄帝内经》思想在儿科的应用，提出要想做好中医儿科临床，必须要继承发扬好《黄帝内经》的儿科学相关观点。

一、《黄帝内经》中关于小儿生理方面的观点

《黄帝内经》不仅对于小儿生理方面、体质方面，而且对于胚胎期生理亦有一定的论述。

（一）对胚胎形成的早期认识

中医学认为，精既是构成人体和维持人体生命活动的基本物质，又是繁衍后代的本原物质。故《灵枢·经脉》曰："人始生，先成精"；《素问·金匮真言论》曰："夫精者，身之本也"；《灵枢·本神》曰："故生之来谓之精，两精相搏谓之神"；《灵枢·决气》曰："两神相搏，合而成形，常先身生，是谓精"；《灵枢·天年》有"原闻人之始生，何气筑为基？何立而为楯……以母为基，以父为楯"之说。所有这些论述，说明了生命之始与精气阴阳的关系。虽然在文辞上不能明显看出受精、着床及受精后胚囊中的细胞团增生分化过程，但从"两精相搏""两神相搏""阴阳合""以母为基，以父为楯"等文字上分析，我们完全有理由认为，《黄帝内经》中相关条下所记载的"两精、两神、阴阳"等内容，可视为《黄帝内经》对胚胎学的早期认识，这与西医学对胚胎形成过程的认识有相似之处，说明父母精气相合，是形成胚胎，并使胚胎得以发育的原始物质。

（二）对小儿生理特点方面的认识

《素问·上古天真论》云："女子七岁肾气盛，齿更发长；二七天癸至，任脉通，太冲脉盛，月事以时下，故有子……丈夫八岁，肾气实，齿更发长；二八，肾气盛，天癸至，精气溢泻，阴阳和，故能有子。"可见肾气的生发是推动小儿生长发育以及各系统和器官功能成熟完善的根本动力。随着小儿年龄的不断增长，至女子"二七"14 岁左右，男子"二八"16 岁左右才能逐渐成熟完善起来。这就为后世总结出小儿"脏腑娇嫩，形气未充"等生理特点提供了一定基础。小儿正处在生长发育阶段，各系统和器官的形态发育及生理功能均处在不断成熟和完善的过程中，故青春期前的女孩"无月事以时下"，男孩无"精气溢泻"。《灵枢·天年》更有"人年十岁，五脏始定，血气已通，其气在下，故好走"，小儿 10 岁正处于学龄期，此期体格稳步增长，除生殖系统外其他器官的发育已接近成人水平，故"好走"。

在年龄分期方面，《灵枢·卫气失常》载："人年五十以上为老，三十以上为壮，十八以上为少，六岁以上为小。"故唐太医署内设"少小"科，并由此而称儿科为"少小"，可以说这是我国医学史上对儿科范围的最早界定和年龄阶段划分的开端。至南宋时才明确提出当以 14 岁以下为小儿的年龄划分法，到了明清时期对小儿年龄分期有了更为细致的区分。《黄帝内经》对小儿不同年龄阶段生长发育过程的初步认识，奠定了中医儿科学发展的基础。

（三）对小儿体质的认识

《灵枢·逆顺肥瘦》云："婴儿者，其肉脆血少气弱。"这一描述给后世医家以启发，不少人在此基础上又多有引申和发挥。如巢元方云："小儿脏腑娇弱，易虚易实"，北宋钱乙提出"五脏六腑，成而未全，全而未壮；骨气未成，形声未正"，明代万全明确提出"血气未充，肠胃脆薄，精神怯弱"，清代吴瑭则总结为"稚阳未充，稚阴未长"。各医家均从不同角度表达了小儿机体与生理功能未成熟和完善，仍然十分脆嫩之意。小儿处在不断生长发育时期，年龄愈小发育愈快。但就其脏腑、经络及各组织器官的功能活动而言，则处于不完善、不健全阶段，阴阳二气均未充盛，表现出脆弱柔嫩状态，属"稚阴稚阳"之体。

《灵枢·九宫八风》还有"风从东方来，名曰婴儿风"的描述，古人将东方与婴儿联系在一起加以形象比喻，很能发人深思。后世医家将小儿这一生理现象比作旭日初升、草木方萌、生机蓬勃、发育迅速，称之为"纯阳"等。由于小儿在生理上、形质上都存在着许多有别于成人的地方，所以在临床治疗用药过程中，对于辛热、苦寒、攻伐之味都应严格把握，谨慎从事，以顾护小儿体质特点为其大要。

二、《黄帝内经》中关于小儿病因病机方面的观点

《黄帝内经》中关于病因病机的观点对于小儿病因病机理论的发展有着重要意义。下面以癫疾、五脏有余不足及咳嗽等为例讨论。

（一）先天因素致癫疾

《素问·奇病论》云："人生而有病癫疾者，病名曰何？安所得之？岐伯曰：病名为胎病，此得之在母腹中时，其母有所大惊，气上而不下，精气并居，故令子发为癫疾也。"可见《黄帝内经》早在两千多年前就认识到有些痫证属于先天性疾病。认为孕妇若不注意精神调节，可使孩子患先天"癫疾"，提示孕母的精神因素对胎儿会产生一定影响，此说既为探讨小儿先天性疾病或遗传病因提供了依据，也为后世创立胎养、胎教学说奠定了一定的基础。惊吓是小儿癫痫的常见原因之一，先天之惊多指胎儿在胎中受惊，胎儿在母腹之中时，运动或静止都要受制于其母，若母亲受惊于外，则胎儿感应于内，势必影响胎儿生长发育，生后若受其他致病因素的诱发，即可引发癫痫。因此，虞坚尔提出，癫痫的预防应从护胎、养胎做起。

（二）五脏有余不足致病

《素问·调经论》中提到“有余有五，不足有五”“夫心藏神，肺藏气，肝藏血，脾藏肉，肾藏志”。

“神有余则笑不休，神不足则悲”。心经的病变在小儿除了表现为烦躁、夜啼和口舌生疮等心火有余的实证之外，尚有心气不足、心神怯弱、易受惊吓的一面。此时，虞坚尔常用炙远志、夜交藤、煅龙骨、煅牡蛎等宁心安神之品。

“气有余则喘咳上气，不足则息利少气”。故肺之病变则多分为发作期和恢复期而分别论治，此尤适用于小儿哮喘、咳嗽及肺炎喘嗽等，体现了“急则治其标，缓则治其本”的治则，此亦为中医儿科学在治疗肺系病证中的优势之一。虞坚尔传承海派徐氏儿科急性期多用平喘方化痰平喘治标，慢性期则善用六君子、健益方等扶正治本。

“血有余则怒，不足则恐”。随着社会的发展，小儿情志病越来越多见。肝在志为怒，肝气有余则多怒；肝气不足，疏泄失职，气机不畅，也可出现恐惧自失、惊惕肉瞤等症。小儿时期少阳升发之气旺盛，如草木方萌，欣欣向荣。正如《幼科发挥·五脏虚实补泻之法》中说：“肝乃少阳之气，人之初生，如木之方萌，乃少阳生长之气，以渐而壮，故有余也。”故小儿易出现高热灼筋、热盛动风的急惊风证候。如血不足，也易出现手足搐搦、徐徐蠕动的慢惊风证候。

“形有余则腹胀经溲不利，不足则四支不用”。小儿生长发育旺盛，对水谷精微的需求较成人为多，然小儿脾胃薄弱，饮食稍增，则易引起运化失常。运化不足，饮食停滞，短期内多生腹胀、大便不调诸症，长期则更伤脾胃，水谷不能化生精微，气血生化乏源，又易导致气血两虚的病证，临床多见面色萎黄、四肢痿软乏力等。细究其源，虽然有形有余或不足的证候区别，但结合小儿自身特点，根本原因还在于“脾常不足”，故而在临床用药之时应处处虑及顾护脾胃为先。临床上，虞坚尔重视顾护胃气，如出现肝胃不和，当用戊己丸，虞坚尔则多弃黄连而改用黄芩，以防黄连太苦寒而有败胃之虞。

“志有余则腹胀飧泄，不足则厥”。肾藏志，故志病多属于肾，此处有余、不足，代指肾有余、不足。肾者，胃之关也，邪气实于肾则关门不利，可见腹胀、飧泄等症；肾气不足，失于温煦充养，则出现厥的表现。此处的有余与不足和儿科学中所谓的“肾常虚”不同。因为小儿自出生到成人，始终处于不断地生长发育过程中，年龄越小生长发育越快。而早在《黄帝内经》中就已经认识到“肾气”的生发是推动小儿生长发育、脏腑功能成熟的根本动力。小儿的脏腑功能处于“娇嫩”“未充”的阶段，这种脏腑功能的“娇嫩”与“未充”，需要在肾气的生发、推动下，随着小儿年龄的不断增长，至女子“二七”左右、男子“二八”左右才能逐渐成熟完善起来。在病理方面则多以肾精不足疾患为多，一方面表现为先天之精不足所致的各种疾患，如五迟五软、解颅等，另一方面表现为由于脾胃精微不足，影响到先天之精而产生的各种疾患，如佝偻病等。

（三）咳嗽从肺胃论治

《素问·咳论》曰：“五脏六腑皆令人咳，非独肺也。”又提出咳“聚于胃，关于肺”。所谓“聚于胃”，是指邪气随饮食物下行而聚于胃中；“关于肺”指体内的各气机皆可沿肺经的经脉和三焦的通道上行于肺。而肺经又起于中焦，下络大肠，还循胃口，上膈属肺，故咳虽属肺病，却与中焦脾胃、大肠关系最为密切。脾胃位居中焦，为气血的生化之源，气机升降之枢。脾主运化，主升清，水谷运化变生精微清气上行于肺，以益肺气。水湿运化，痰浊无由生，则肺气得以正常宣发。反之则脾肺气弱，痰浊生，宣发失常而导致气机升降失常而上逆。胃主受纳腐熟，主降浊，喜清凉肃降，与肺所好相同。胃中津液充足，脾为其行之于肺，为肺提供必要的物质基础。使肺气之功能能正常发挥，胃与大肠同属六腑，以通降下行为顺，况则肺与大肠相表里，胃肠之浊气降，则聚集于胃中的邪气能及时排出体外，使呼吸道通畅，肺气能够顺利肃降。反之则升降失调、气不得降而上逆。故而，虞坚尔对于某些小儿反复咳嗽，善用调脾胃之法，使中州得运而痰湿除，咳嗽自愈。

三、《黄帝内经》在诊断与治疗方面对后世有着重要的启迪

《黄帝内经》从小儿的体质及生理特点实际出发，指出患病后无论在诊断方法或治疗用药等方面都应有别于成人。如《素问·疏五过论》就有诊病当“问年少长，勇怯之理”的说法，《灵枢·经脉》还有关于指纹诊法源流的记载，如“手太阴之脉起于中焦……其支者，从腕后直出次指内廉，出其端”。所以清代医家陈复正在《幼幼集成·指纹晰义》中指出：“盖此指纹与寸关尺同一脉也，《内经》十二经脉始于手太阴，其支者从腕后出次指之端，而交会于手阳明，即此指纹也。”至今教材仍沿用这一说法，临床上 3 岁以内的婴幼儿采用指纹诊法确能起到与切脉相同的效果。

在治疗方面，《灵枢·逆顺肥瘦》指出：“刺婴儿奈何……刺此者，以毫针，浅刺而疾发针，日再可也。”说明小儿针法有别于成人。针法既是如此，处方用药更

应当如此，否则便会出现邪气未除、真气亏损的后果。

四、《黄帝内经》在保护胎元方面奠定了深厚的基础

当胚胎形成之后，如何保障胚胎及胎儿的健康发育成长，是古今人们非常关心的问题。《黄帝内经》在护胎、养胎方面有丰富的记述。如《素问·六元正纪大论》载："妇人重身，毒之何如……有故无殒亦无殒也"，意指妇女身怀有孕而又患有疾病时，在不影响胎儿的情况下，应及时防治疾病，以保胎儿平安。又如《素问·奇病论》载："人有重身，九月而喑，此为何也……胞之络脉绝也……治之奈何？无治也，当十月复"，意思是说，孕母怀孕到九个月时，由于胞中络脉受阻，影响了正常发音，此属正常现象，不需要任何特殊治疗。隋唐时期巢元方、孙思邈、王涛等名医大家就继承了《黄帝内经》中的胎养和胎教内容，并各有发挥。

如巢元方《诸病源候论》中云："凡儿在胎，一月胚，二月胎，三月有血脉，四月形体成，五月能动，六月诸骨具，七月毛发生，八月脏腑具，九月谷入胃，十月百神备则生矣"，巢氏按月龄从形态等方面记述了胚胎发育过程，与现代对胚胎发育过程的论述颇相一致。

清代医家陈复正在总结前人护胎、养胎经验的基础上，提出"胎婴在腹，与母共呼吸，共安危，饥饱劳逸，喜怒忧惊，饮食寒温，起居慎肆，莫不相为休戚"。所有这些认识在今天看来仍具有实际意义，也为后来创立围产医学起到了积极的推动作用。

五、《黄帝内经》对危急重症预后转归的认识

《黄帝内经》中真正系统记载某一疾病的发生、发展及诊断治疗者不多见，只是散在记述了某些危急重症的临床表现及预后转归情况。如《素问·通评虚实论》载："乳子而病热者，脉弦小者何如……手足温则生，寒则死。"依张景岳、高士宗、张志聪等医家之解，"乳子"即婴儿，这里指出小儿在患热性病过程中，若出现厥逆者则预后多不良。前者是说阳气外达，手足温则预后较好；若出现手足寒冷，则阳气不能外达而闭于内，是热深厥深之证。这种热厥之证，在儿科临床上是较为多见的，也是十分危险的。同篇又载："乳子中风热，喘鸣肩息者脉何如……喘鸣肩息者脉实大也，缓则生，急则死"，所述颇似西医学肺炎合并心衰之证，是一种非常险恶的证候表现。又如《灵枢·热病》载："婴儿，热而腹满者死。"

《灵枢·论疾诊尺》中载:“婴儿病,其头毛皆逆上者,必死。”不难发现,《黄帝内经》所记述的小儿部分急重症在现今临床上也是极为常见的,其证候描述大多符合客观实际。虞坚尔认为,“生”“死”之意不一定就是现代所说之生、死,但却对于病情轻重有着一定的预示。

此外,书中还可见到有关小儿传染病的内容。如《素问·刺法论》载:“五疫之至,皆相染易,无问大小,病状相似。”意思是无论大人小孩在患同一传染病时,临床表现也大多是相同的,可见在当时小儿病中也有疫病流行。今天看来,在当时的历史条件下,中医即对疫病流行有了细致的观察,这对后世传染病学的形成起到了积极作用。

六、《黄帝内经》奠定了中医儿科“治未病”基础

“治未病”一词首见于《黄帝内经》。《素问·四气调神大论》中说:“圣人不治已病治未病;不治已乱治未乱,此之谓也。夫病已成而后药之,乱已成而后治之,譬如渴而穿井,斗而铸锥,不亦晚乎。”在《灵枢·逆顺》中还提到:“上工治未病,不治已病,此之谓也。”其“治未病”思想,是中医学辨证施治的根本,可以概括为“未病先防”与“既病防变”两方面的内容。治未病,即通过调节阴阳平衡,防止疾病发生;早期诊治,避免疾病进一步发展及恶化,协调整体,增强正气的祛邪、抗病、康复能力。治未病是中医预防思想的高度概括。治未病在儿科的应用尤为重要。

小儿脏腑功能幼弱,对疾病抵抗力差,加以寒暖不能自调,饮食不知自节,易受外邪侵袭和饮食所伤,更不能耐受突然的刺激,易受惊生病。年龄越小,发病率越高。鉴于此,未病先防,保健推拿法尤为重要。

目前盛行于江南及全国各地的“三伏灸”疗法亦属于中医学“治未病”的范畴,是指在特定的时间(三伏天)以中药药膏贴敷于特定的穴位,从而达到预防和治疗疾病的目的。其理论依据为“春夏养阳,秋冬养阴”,语出《素问·四气调神大论》,利用自然界阳气至盛之三伏天的有利时机,以辛热之品(如白芥子、细辛等)贴敷于特定穴位,以鼓舞人体正气、驱散深潜之沉寒、调整阴阳平衡,用于预防和治疗冬季好发的虚寒性疾病,使一些宿疾得以康复。

《黄帝内经》在儿科学方面虽未形成理论体系,但在许多方面都为中医儿科学奠定了一定的基础,后世中医儿科医家总能从《黄帝内经》中受到一些启发,并能从中了解后世儿科学形成和发展的脉络。后辈中医学者倘能深入研究,或许能得到更多的启迪。

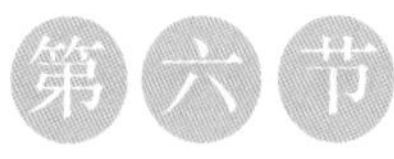

第六节 重视《温热论》在儿科临床中的应用

《温热论》，由清代叶桂（字天士）讲授，门人顾景文等据笔记整理而成。内容简短，仅四千余字，却对于温病理论与中医临床有极大的指导价值，对后世温病学的发展起了推动作用，是一部切合临床实用的温病理论性著作。叶天士不仅于温热创见非凡，对湿热证治等亦有精辟立论，而且对于儿科亦多有高见，曾谓："小儿热病一日之间而有三变，数日之法一日行之，因其毒甚，正气不实，传变亦速，用药不得不紧。"虞坚尔认为，叶天士对于海派儿科的学术思想有着重要的指导意义，要想传承海派儿科，必须学好叶天士学术思想。

《温热论》阐明温病发生、发展规律，在温病学说的发展上，起了承前启后的作用。归纳出"温邪上受，首先犯肺，逆传心包"的发病传变规律；提出温病发展的卫、气、营、血四个阶段，表示疾病由浅入深的四个层次；叙述辨舌、验齿、辨斑疹等意义；治疗上，强调要分解湿热，而突出"以湿为本治"的原则，倡导祛湿当治从三焦，分消上下，尤其重视淡渗利小便以除湿；同时告诫治湿还须佐以理气，气畅湿易散；要兼参体质，顾护阳气，等等。对后世的温病学说的发展有着重要影响，至今仍是临床辨治外感温热病最为常用的临证辨治方法。

一、卫气营血辨证纲领的创立为儿科传染病诊治奠定了深厚基础

叶天士在中国医学发展史上，是一位贡献非常卓越的医学家，他创立的温病卫气营血辨证论治纲领，为温病学说理论体系的形成奠定了坚实的基础；他对杂病提出的许多新见和治法方药，至今在临床上仍有重要的指导意义和实用价值。

在明清以前，论治外感热病皆宗伤寒，自吴又可开始将伤寒与温疫明确鉴别开，可惜他把温疫与广义的温病等同认识，混为一谈，因此他对温病学理论体系的建立只起到了先导作用。叶氏则首次阐述了温病发生发展规律。他明确提出"温邪"是导致温病的主因，突破了传统的"伏寒化温"的认识范围，彻底摆脱了热病皆伤寒的束缚，这就从根本上划清了温病与伤寒的界限。叶氏接受吴又可邪

从口鼻而入的观点，概括新感温病的受邪途径是“温邪上受，首先犯肺”，其传变规律为邪如不外解，可由肺卫顺传阳明或逆传心包，这与伤寒之邪按六经传变不同。特别是“逆传心包”理论，是对温病传变规律认识的一大创见，亦是对《伤寒论》六经传变理论的一大突破，如叶氏认为神昏谵语不单单是按《伤寒论》所说由燥屎所致，更重要的是因“邪入心包”，故立法以清营清宫为主，选“三宝”和犀角、金汁、竹叶之类。因此，其意义不仅在于是理论上的重大突破，更重要的是为温病危重急症的治疗独辟蹊径，开创了新的思路。

叶氏在对温病整体认识基础上，创立了卫气营血辨证论治理论体系，他指出温病的病理变化主要是卫气营血的病机变化。其各自证候表现为：邪在卫分则见发热、微恶风寒、无汗或少汗、头痛、咳嗽、口渴、脉浮数等肺卫证；邪在气分则见身热、汗自出、不恶寒、反恶热、口渴欲饮、苔黄燥、脉滑数等里热证；邪入营分则见烦躁不安、夜甚不寐、斑疹隐现、舌质红绛等热损营阴和心神被扰证；邪在血分则见身热、吐血、衄血、便血、斑疹透露、舌质深绛等热盛动血证。提出“卫之后方言气，营之后方言血”的传变顺序规律，并据此确立了“在卫汗之可也”，治宜辛凉透解；“到气才可清气”，治宜辛寒清气；“入营犹可透热转气”，治宜清营泄热，药用“犀角、玄参、羚羊角等物”；“入血就恐耗血动血，直须凉血散血”，治宜凉血活血、清热解毒，药用“生地、丹皮、阿胶、赤芍等物”的温病治疗大法。可见，叶氏的卫气营血理论，与仲景以营卫解释风寒表证病机，并作为调和营卫辛温解表的立法依据，用气血来解释部分病证的病位、病机的意义很不相同，较之《黄帝内经》只提出卫气营血的概念、功能，更是理论上质的飞跃。

叶氏《温热论》曰：“在卫汗之可也，到气才可清气，入营犹可透热转气……入血就恐耗血动血，直须凉血散血。”长期以来该法则对温病卫气营血四期的辨治发挥了重要指导作用，尤其对小儿外感热病的临证给予了颇多的启示。

（一）卫分证治

“在卫”指温热邪气外袭，导致肺失宣肃，卫表郁滞之表热证。结合叶氏“温邪上受，首先犯肺……肺主气属卫，其合皮毛，故云在表”之意，卫分证实指邪气在表，正气驱邪外出，正邪相争于表的病机状态，而非单一表里之分的“温病表证”。故治疗上“汗之”并非指用发汗药物，而应以辛凉轻解法，施以辛散、清凉、轻宣、透解，意不在发汗，而在宣透表邪，开其表郁，使卫分热邪外泄，肺卫得宣，营卫调和，腠理疏达，不发汗而得微汗，邪去病安。《温病条辨・解儿难》指出小儿：“脏腑薄，藩篱疏，易于传变；肌肤嫩，神气怯，易于感触。”又小儿为“纯阳之体”“稚阴”之质，叶氏认为“小儿脏腑柔弱易受邪，外感内伤皆化火”“小儿之阴，更虚于大人，阴虚者阳必扰”，故小儿更易感受温邪为病，更易出现伤津耗液之变。临证多见小儿外感热病不辨风寒束表或温热郁表，一概滥用或反复多次应用西药解热发汗之品，甚或医者亦妄投辛温之味大发其汗，如此必劫阴助邪，多生变证。此乃温病卫表证治法之大忌。在临床上，如过敏性紫癜早期会出现卫分证候，此时虞坚尔多采用和解之法加仙鹤草、白茅根等止血之品而获向愈。

（二）气分证治

温热病由卫表热证进一步发展到气分里热证，以里热炽盛为特点，是小儿外感温热病的主要时期。由于小儿正气未实，阴精未盛，“肺常不足”“脾常不足”“肝常有余”“肾常虚”，故易感外感热病，在气分证阶段更加易传，易变，易夹风、火、痰、食、湿、瘀而多邪为患。从临证来看，小儿温热病卫分证历时短暂，甚则未见卫分证而邪已直趋入里化热，或邪陷心包，或伤津耗液，或耗血动血，或引动肝风，或夹食、夹痰、夹风、夹瘀，闭塞气机，蒙扰神明，现多种变证，但临证尤以邪虐气营，稽留气分为多，津伤液耗常见。食滞气阻，动风神昏，营阴瘀滞，痰热困遏肺脾多为并病。那么，“到气才可清气”之“清气”则包含辛寒清气法和苦寒直折法两大方面。辛寒清气法用于里热炽盛、邪热蒸腾发越之候，以辛寒药物大清气分热，因其势而透邪热外达；苦寒直折法适用于里热郁闭，气机不宣，邪热外达无路之候，以苦寒药物折热清泄，更伍以行气宣郁、导滞通下、分消走泄之品以透邪。

（三）营分证治

入营，是邪入营阴耗伤血中津液的病机阶段，营分证分为热灼营阴与热入心包两型，但总以清营养阴为治则，且“透热转气”是营分证的根本治法。《温热论》曰：“营分受热，则血液受劫……如从风热陷入者，用犀角竹叶之属；如从湿热陷入者，犀角花露之品，参入凉血清热方中。”可见“透热转气之意”是在清营的基础上，配以清泻气热、宣畅气机之味，以开通门径，使营分热邪外达，透转气分而解。此句用意妙在于“透”字，“透”法虽不属于中医传统治疗八法，但叶天氏《温热论》全篇均寓意透邪外达，如“透风于热外”“透热转气”“清热透表”“泄湿透热”“战汗透邪”“透邪为要”“透食滞”“透斑”“养正透邪”“分消走泄”等。虞坚尔认为，“透邪法”在小儿外感热病的治疗中贯穿始终，为叶氏温病大法之肱股。

（四）血分证治

“入血”指邪热深入阴血，损伤血液；“耗血”是指温热之邪消耗血中津液，致血液凝稠瘀滞；“动血”是邪热迫血妄行而致的各种衄血。单就其证而言，“耗血”应养阴补血治疗，“动血”应给予止血。然叶氏“直须凉血散血”，“凉血”是指用入血分的寒凉药物清除血分温热之邪，以祛动血之根，耗血之源。“散血”有二义：一指养阴，二指活血。因温热之邪入血先劫血中之津，后致血凝为瘀，欲祛血中瘀滞必先复其营阴之津。叶氏举用生地黄、阿胶滋阴生津，配以牡丹皮、赤芍凉血活瘀，共奏“散血”之效。虞坚尔指出，临证多见小儿外感后诱发过敏性紫癜、肾炎血尿及其他肌衄、鼻衄病证，治疗上均应遵此“凉血散血”，伍以“透邪”，不可不明其因、见血止血。

二、湿证论治

叶天士对温病中湿邪的发生、致病特点、诊断、治疗有较全面而精辟的论述，至今仍有效地指导着中医儿科临床。

（一）湿热相杂，宜祛湿为主

温病中湿邪致病，往往湿热相杂，阴阳合邪，如油裹面，治疗互相掣肘，颇具矛盾。尤其是小儿本就“脾常不足”，运化水湿功能较弱，内外合邪，湿邪更是缠绵难去；同时小儿又“阳常有余”，即便感受寒邪，亦易化热。叶氏分析了湿热相合的性质特点是“湿乃重浊之邪，热为熏蒸之气”，两者的关系是“热处湿中”“热从湿下蒸通”“在阳旺之躯，胃湿恒多；在阴盛之体，脾湿亦不少，然其化热则一”，明确了湿邪在湿热温病演变中的主导作用。故其提出“热从湿中而起，湿不去则热不除也”“热从湿中而出，当以湿为本治”，使湿与热不相搏，使热势孤立，则热易清除。如“在表初用辛凉轻剂，夹湿加芦根、滑石之流，或透风于热外，或渗湿于热下，不与热相搏，热必孤矣”，强调祛湿为主。虽然强调祛湿，但不是单纯祛湿，而是视湿热偏重不同而以化湿清热并施。如湿重热轻的“开泄法”，热重湿轻的“苦泄法”，湿遏热伏当先“泄湿透热，防其就干也”。可见，叶氏治湿以湿为主、随证变法的思想颇合中医儿科临床。

（二）湿热伤气，重调理气机

湿属阴邪，其性重浊黏腻，易阻滞气机，叶氏云“湿热阻气”“秽湿内著，气机不宜”“湿与热皆伤气分”“属湿热必先伤气分”，而气机的阻滞，又可使津液输布障碍而导致水湿的产生。故叶氏强调对于湿邪的治疗当重湿邪伤气的致病特点，注重调理气机。“虽有脘部痞闷，宜从开泄，宣通气滞，以达归于肺”“先论上焦，莫如治肺，以肺主一身之气化也”，如此，祛湿的同时注重理气，气机流通，气化正常，则湿邪得化，热邪得清，而湿邪的祛除也有利于气机的通畅，故其有“湿走气自和”之论。

（三）气化失常，治宜分三焦

《素问·灵兰秘典论》曰：“三焦者，决渎之官，水道出焉。”气的升降出入运动、津液的输布排泄都有赖于三焦的通畅，而三焦的气化功能是靠三焦所属的脏腑即肺、脾、肾等的协同作用完成的。气化乃气的运动而产生的各种变化。在津液的生成、输布、排泄过程中，离不开气的升降出入运动。而三焦为元气之别使，水液运行的通道。叶氏对湿邪的治疗强调要区分湿邪所在的上、中、下三焦的部位，用药各有法度，分消上下之势，随证变法，提示湿邪在上焦、中焦、下焦时分别采用开上、宣中、导下之法，使气机宣通湿邪得化。湿邪在上焦者，主以宣化，治肺为主；湿邪在中焦者，主以运化，治脾为主；湿邪在下焦者，主以淡渗，治肾为主。虽然三焦各有法度，但实际运用则是三法或二法并用，并无单用一法。

（四）湿盛阳微，以通阳为要

湿为阴邪，易闭阻损伤阳气，且在湿热病的治疗过程中，由于患者体质或过用寒凉之品，往往易使阳气更伤。而阳气的郁阻或亏虚，导致气化不行，则湿邪难祛。因此，叶天士强调治湿须顾护阳气，“面色白者，须要顾其阳气，湿胜则阳微也，法应清凉，然到十分之六七，即不可过于寒凉，恐成功反弃，何以故耶？湿热一去，阳亦衰微也”。所以叶天士提倡用通阳法，其通阳是针对湿邪致阳气郁滞和阳气亏虚两个方面。通阳即宜展气机，迫至气机宣展，气化则湿化，小便通利，湿浊外泄，阳气自无阻遏而外达，而阳气的畅达又可促使湿邪得化，故有“通阳不在温，而在利小便”的论述。但其通阳之法不仅是利小便，而是包括宣肺、运脾、淡渗等宣通阳气之法。且对于湿热病症的后期所导致的阳气亏虚，寒湿内停，仍可以用辛热药物温通阳气。

三、对阳气的重视为海派徐氏儿科重阳气提供了理论依据

《温热论》强调顾护阳气，多次提到顾护阳气，对温病治疗过程中阳气的调护

有较详细精辟的论述，提出了有关养阳、通阳、温阳及针对体质用药、慎防伤阳等一系列顾护阳气的理论。

（一）邪退正虚宜养阳

温热之邪，由卫传入气分，流连于气分，既不从外而解，又不内传入营，叶天士认为此时“可冀其战汗透邪，法宜益胃，令邪与汗并，热达腠开，邪从汗解”。战汗意味着正邪剧烈交争，正气未虚，尚能驱邪外达，病情有转机之象。然而大汗过后，不仅伤津耗液，阳气也随之受损，即所谓邪退正虚，阳从汗泄。因此战汗过后，一昼夜时间内，肌肤可见较凉的现象。叶天士认为这是阳气受损，一时不能温煦肌肤所致。此时“宜令病者安舒静卧，以养阳气来复，旁人切勿惊惶，频频呼唤，扰其原神，使其烦躁”。以便患者能够充分休息，以助恢复元气。虞坚尔重视儿童病后调养，对于体质较弱、气阴两虚及脾虚患儿多用四生汤、健益方等进行调治，以助正气恢复。

（二）阳气被遏宜通阳

湿热病在发展过程中，湿邪与热邪胶结难解，湿为阴邪，阻滞气机，阳气被遏，难以透达，将可能出现湿热闭郁于内，阳气不能布于躯干四末，肢体冰冷等热厥之症。然而宣通阳气化湿邪仍应采用温药，如投温药以化湿通阳，深恐助长邪热。故叶氏说，热病救阴尤易，通阳最难。对于湿温病的通阳方法，叶天士不主张运用温燥的药物，而是遵循古人“治湿不利小便非其治也”的原则，提出了“通阳不在温，而在利小便”的治疗方法。采用了如芦根、滑石、通草等一类甘淡利湿的药物，利湿而不伤阴，且无助热化燥之弊。湿热去且阳气自然宣通，义理十分奥妙。虞坚尔对于阳气被遏所致之湿证亦多采用椒目、车前草、芦根等利湿之品以助通阳。

（三）阳虚阴盛宜温阳

随着温病的发展，或者由于素体本虚，或者由于邪毒太盛，病程较长，戕伤阳气，会出现阳虚阴盛的现象。叶氏提出了温阳的治法。在临床辨证上，叶氏十分重视通过察舌来辨别阴阳，认为：“若舌无苔而如烟煤隐隐者，不渴，肢寒，知夹阴病。若润者，甘温扶中。”阐述了中阳虚衰、胃中有寒的表现，提出了甘温扶中的治法。接着叶氏又提出了：“若舌黑而滑者，水来克火，为阴证，当温之。”阐述了下焦肾阳虚衰、寒水上泛的表现，治当温肾祛寒。如果舌黑而滑且出现舌体短缩，叶氏认为“此肾气竭也，为难治”。此时，叶氏主张在用药上于温肾祛寒方中加人参、五味子之类以敛补元气，力免厥脱。虞坚尔则从补益调治后天之本入手，曾治一屡用抗生素及寒凉之品致黑苔患儿，以参苓白术散加减，调养后天脾胃而获愈。

(四) 阳虚温病防伤阳

在治疗温热病的过程中，叶天士强调因人而异。提出："且吾吴湿邪害人最广，如面色㿠白者，须要顾其阳气，湿胜则阳微也。法应清凉，然到十分之六七，即不可过于寒凉，恐成功反弃。何以故，湿热一去，阳亦衰微也。"盖湿热相会为患，治疗上仍当以清凉为主，所谓热者寒之。然而湿热病毕竟与单纯热病在病邪性质上有所不同，湿为阴邪，易伤阳气，加之药投寒凉太过，素体阳虚之人可能会出现邪虽去而阳气衰亡的不良结局。故叶天士认为体质的强弱决定了用药的轻重，对于素体阳虚的患者，应用清热药物时应做到适可而止。尤其是叶氏告诫，须要顾其阳气，恐成功反弃，值得我们注意。虞坚尔指出，中医儿科诊治一定要考虑周到，祛邪勿忘扶正，切忌盲目猛药攻邪，邪去正亦败，则得不偿失。

叶天士不仅是名家，亦为大家，一直为虞坚尔所推崇，其许多学术观点至今仍对中医儿科的发展有着重要指导意义。

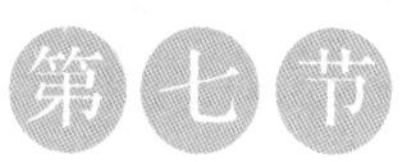

第七节 传承创新发扬徐氏儿科学术思想

海派徐氏儿科起源于清代，创始人徐杏圃，儿科名家徐小圃幼承庭训，子承父业，为第二代传人，受益山阴祝味菊善用温阳的影响，奠定了徐氏儿科重视阳气的流派特色，世称温阳学派。继传第三代传人徐仲才、朱瑞群，为江南中医儿科大家，续传第四代传人虞坚尔、朱大年、徐蓉娟等，亦为医中翘楚，在中医儿科界享有盛名。

徐氏儿科历经数代，形成了以温阳为特色的学派特长，其突出的学术思想为：① 强调人体以阳气为重，阴为体，阳为用；② 注重培补脾肾。徐氏儿科秉承海派中医"开放、兼容、吸纳、创新"的特点，其传人在继承流派学术思想的基础上，融通施用，广惠婴童。并能结合时代更移，随疾病谱变迁和气候地域特色，临机应变，创新独树。宗其旨而不囿其法，知其要而圆机变通，明其理而取法精妙，谙其意而活用经方。下面就其四代传人虞坚尔对徐氏儿科学术思想的传承创新与发展应用取其卓有成就的学说、建树及富有特色的应用方面总结陈述，以窥一二。

一、对徐氏儿科温阳学说的领悟与创新

徐氏儿科强调以阳气为重，提出了“阳气在生理状态下是全身动力，在病理状态下又是抗病主力”的观点。徐氏儿科强调阳气的重要性，但不是唯阳气论，而是注重阴为体，阳为用，体用互为根基，阴阳平衡。创“升发少阳以温阳”的新学说。

尽管众多医家对于顾护小儿阳气在理论上多予认同，然而在临床上如何顾护小儿阳气却是困扰中医学者的难题，亦是千百年医家争议的焦点。温阳之法用之不当易助阳化热化火，正因如此，一些医者质疑温阳法。虞坚尔认为，温阳之理论没有问题，问题在于具体方法，即术的运用方面。

徐氏儿科前辈温阳善用附子、肉桂、干姜。附子、肉桂温肾阳，多从少阴寒化着手，干姜温脾阳。虞坚尔在传承和借鉴前人温阳学术思想基础上，结合小儿的生理特点，独辟新径，从少阳论治，提出“升发少阳以温阳”的新学说。

（一）“升发少阳以温阳”学说的理论基础

1. 小儿“体禀少阳”，小儿阳气具有少阳之性，阳气在小儿尤为重要　虞坚尔推崇小儿“体禀少阳”学说，小儿时期机体的阳气相当于少阳。《素问・阴阳类论》云：“一阳也，少阳也。”王冰注曰：“阳气未大，故曰少阳。”

小儿少阳之体，其阳气的特点有二：一是阳气稚弱，二是处于不断的生长壮大过程中。小儿生理特点为“脏腑娇嫩，形气未充”“生机蓬勃，发育迅速”，与小儿少阳之气极为符合，故小儿阳气具有少阳之性的特征，犹如少阳春升之气，李东垣《脾胃论》曰：“少阳春升之气，春气升则万化安。故胆气春升，则余脏从之。”小儿的少阳之气，不但是维持人体生命活动的阳气，更是人体赖以生长壮大的阳气，“少阳生发，阳生阴长”在处于生长发育阶段的小儿占居于主要地位。这也决定了顾护阳气在小儿是重中之重，较之成人尤为至要。

2. 少阳主管阳气生发和阳气功能的发挥　少阳胆主持人体阳气，具有生发、枢转、主持阳气的作用，逐时输注阳气到五脏六腑，并推动其阳气功能的发挥，管理人体阳气在各脏腑经脉的输注，故有“凡十一脏，取决于胆”之说。胆在

人体阳气发挥其功能方面起着决定性的主导作用。

3. **少阳为枢，调控阳气的出入运行**　《素问·阴阳离合论》云："太阳为开，阳明为合，少阳为枢。"少阳是阳气运转的调控点，控制着阳气的出入和运行，是调控阳气多少的重要因素。太阳主开，其值令之时，阳气之门打开，需少阳之枢协同，阳气方得以释放，行使阳气作用；少阳开合不利，则阳气升发不及或阳气收敛不利，表现为阳气不足或过旺，出现寒证或热证。

(二)"升发少阳以温阳"的运用

对于小儿阳气不足之证，虞坚尔独重少阳升发，以升发少阳为大法，以营造温煦春日之生机盎然。擅用升清之品，如柴胡、升麻、葛根等，配甘温益气之药，如党参、太子参、白术等。柴胡、升麻、葛根皆有升举阳气之功，柴胡轻清，升发胆气，振举清阳，则大气斡旋，有助脾胃升清。李东垣说："少阳行春令，生万化之根蒂也。更少加柴胡，使诸经右迁，生发阴阳之气，以滋春之和气也。"对于升麻，李杲言："升麻升胃中清气，又引甘温之药上升，以补卫气之散而实其表，故元气不足者，用此于阴中升阳。"葛根升举阳气，鼓舞机体正气上升，津液布行。

1. **气阳虚证**　如小儿病毒性心肌炎，多因外感后诱发，常表证与心阳虚证同时出现，虞坚尔常用和解法，和解祛邪，升发少阳以温通心阳，多用和解方去藿香加桂枝、党参、麦冬、苦参加减调治。脾气阳虚、中气下陷者，升发少阳以助脾胃升清，助辛甘之味，引元气上升，以温补脾阳，多用参苓白术散、六君子汤。肾气阳虚者，常用柴胡、升麻配平和之补骨脂、淫羊藿、菟丝子升发温补元阳。肺气虚者，多用玉屏风散、六君子汤配柴胡、葛根。

2. **外感阴邪，伤气阳者**　六淫寒湿阴邪，从外而入，伤人阳气或有此趋势者，虞坚尔喜用升阳风药，如羌活、独活、防风等，取风药入肝胆，能助春升之气，以升发阳气，祛邪外出。

3. **阴火证**　虞坚尔认同李东垣所论阴火症的本质是由于元气亏损所形成，即气虚、阳虚、元气虚（或伴有阴虚的成分）是形成阴火证的前提，又出现局部或全身性火热症。小儿为稚阴稚阳之体，小儿之火，阴火和虚火偏多，而非实火、非阳盛。对于小儿阴火，元气乃为气、阳之根本，也是人之生命的根本保证。虞坚尔升阳气以降阴火，用甘温除热法，重视脾胃阳气升发，脾胃阳气升发则元气自旺，浊热阴火自潜。常用补中益气汤加减治疗。

4. **虚实寒热错杂证**　小儿为少阳之体，阳气弱小而易伤，然当今小儿又多嗜食肥甘厚味，娇宠任性，积热郁火常驻，故临床中虚实寒热错杂之证常见。少阳枢机开合不利亦见或寒或热之证。温阳略有不当，则易助热化火；略投寒凉又现伤阳的现象极为普遍，针对这种虚实、寒热错杂者，虞坚尔抓住少阳枢机不利的病机，以和解少阳为治，通过调节开合枢机来双向调节阳气的过与不及所致的寒证、热证；对于阳气不足者，和解法又能升发阳气，使小儿常处少火生气的状态，避免过用温阳造成"壮火食气"之弊。如小儿外感后喉核红赤肿痛，鼻塞，流清涕，咳嗽，痰白清稀，手足心热，心烦易怒，舌质淡，边有齿痕，苔薄白，脉略沉。喉核红赤肿痛、手足心热、心烦易怒均为热象，鼻塞、流清涕、咳嗽、痰白清稀、舌质淡、边有齿痕、苔薄白、脉略沉是虚寒之象，证属虚实寒热错杂，虞坚尔则用小柴胡汤加减，扶正祛邪，调和枢机，则脾健阳气升发，少阳阳明之热得降，诸症皆安。

5. **温阳用药** 虞坚尔在温阳的用药方面多取气味之温者，遵循马莳《黄帝内经素问注证发微》所论："气味太厚者，火之壮也。用壮火之品，则吾人之气不能当之而反衰矣，如乌、附之类，而吾人之气不能胜之，故发热。气味之温者，火之少也。用少火之品，则吾人之气渐尔生旺，血亦壮矣，如参、归之类，而气血渐旺者是也。"小儿为稚阴稚阳之体，随拨随应，过用克伐则损阳气，补阳不当则助火为邪。虞坚尔多采用微益阳气以补少火之法，常用太子参、生姜、半夏、菟丝子、补骨脂等气味温者，且用小量而取效。很少用气味厚者之附子、干姜、肉桂之类。

二、"和解法"的运用

对于小儿外感疾病，虞坚尔常用和解法。小儿正气不足，卫表不固，尤其腠理常疏，外邪侵犯人体，极易循腠理而入少阳。

（一）三阳合病，治从少阳

对于三阳（阳经）病证，虞坚尔强调其中有很多是由于少阳枢机病变所致，少阳枢机主阳气开合，故少阳枢机病变多体现在太阳和阳明病中，比如大家公认的少阳病主方小柴胡汤在太阳和阳明病篇多次运用。枢机主管开合，开合的作用通过枢机的转动来体现，枢机影响到开的功能则病变表现在太阳，影响到合的功能则病变就表现在阳明。临床上许多太阳、阳明的病变，从本经论治，效果不显，从枢机论治，常能迎刃而解。开合统百病。调节枢机即可调节开合，进而调节升降出入。可谓触一发而动万机，借调节枢机以调节整个机体。如《伤寒论》99

条:“伤寒四五日,身热恶风,颈项强,胁下满,手足温而渴者,小柴胡汤主之。”《伤寒论》第148条:“伤寒五六日,头出汗,微恶寒,手足冷,心下满,口不欲食,大便硬,脉细者,此为阳微结,必有表,复有里也。脉沉亦在里也。可与小柴胡汤。”

(二) 截断病势,透邪外出

少阳为表里之枢,少阳经循行于表里之间,外则太阳,内则阳明,且“多气少血”。黄元御在《伤寒悬解·六经分篇》中指出:“少阳居半表半里之中,乃表里之枢机,阴阳之门户。”少阳经为表里之枢,主司表里之气的运行,是外邪深入及外达的必经之路,少阳为外感病传变的重要通道。邪正交争,邪气稽留少阳;若少阳之气弱或所感外邪过于强大,则邪易迅速深入阳明胃肠或三阴,重者甚或逆传入心包。《温病条辨·解儿难》曰:“脏腑薄,藩篱疏,易于传变。”

对于小儿外感疾病,虞坚尔重视少阳是三阳病进退的关键,运用和解法更着意于截断病势,防止外邪由表入里。如见有咽喉红肿或不适症状则必用和解法。再者,病位在里,由里出表,亦取和解法。故常和解与解表、清里并用。虞坚尔常引用陈修园之述:“不知小柴胡是太阳病的枢转方,阳明及阴经,当借枢转而出者亦用之。少阳主枢,谓少阳之方,无有不可,若谓少阳之主方,则断断乎不可也。”

三、对“温阳九法”的领悟

徐氏儿科创制了著名的“温阳九法”,虞坚尔认为“温阳九法”的提出和配伍展示了徐氏温阳法运用的娴熟和思辨之缜密,体现在如下几个方面:① 充分顾护阳气,使阳气更好地发挥作用。② 整体辨证,补虚泻实,纠偏求和,以平为期;如温潜法,温肾潜阳,助阳气秘藏,阴平阳秘;温阳利水、温阳通腑的温泄法。③ 相辅相成,生化为助。如温解法对阳虚外感表证可助阳解表,扶正达邪;温培法温肾健脾,脾肾双补;温和法温阳助疏达,条达助温阳。④ 反相同用,制约反佐,丝丝入扣,无助热化火之虞,如温清法温清合用,并行不悖。清热而不伤阳,温阳而不耗阴,使阴阳互化。

四、对徐氏温阳学说的其他运用

虞坚尔深得徐氏温阳学说的精髓,认为阳气即人体功能活动的动能和外在体现，在临床诊治中处处顾护扶助正气，其应用特色有以下几个方面。

（一）扶正达邪

小儿外感疾病，处方中常配以扶正之品，如党参、太子参，其意不在补虚，而在助正气祛邪外出。对复感儿，虞坚尔首次提出反复呼吸道感染迁延难愈的病机在于正虚邪恋，立足于扶正祛邪，立法补肾固表，临床疗效满意；并得到国家中医药管理局资助，完成国家中医药管理局课题“补肾固表方治疗小儿反复呼吸道感染的临床与实验研究”及“精简补肾固表颗粒治疗小儿反复呼吸道感染的方-证-效研究”，发现复感儿存在Th1与Th2分布失衡，呈现Th2优势应答模式，其Th1下降，不能抵抗疾病侵袭，符合中医正虚表现；Th2增高，使疾病慢性迁延，符合中医邪恋表现；体现了正虚邪恋的特点，佐证了传统的邪正盛衰理论包含了免疫学Th1/Th2学说的内涵。

（二）重“阴为体，阳为用”

徐氏基于小儿“肉脆，血少，气弱”，认为“阴属稚阴，阳属稚阳”。虞坚尔将温滋法不仅用于阴阳两虚或虚阳浮越，以潜阳育阴，阴阳双补。对“阴为体，阳为用”领悟精髓，融会于心，广泛用于各脏腑疾病。气阴双益，如用平和之炙甘草助阳，调和诸药，山药、大枣益气，润心肺，生津，助诸经，补五脏。用药则刚柔并济，动静结合。

（三）辛温解表

徐小圃善用麻黄，有“徐麻黄”之称，取麻黄宣肺平喘之功；外感疾病解表擅用辛温，这些宝贵的经验徐氏传人沿用至今，愈发炉火纯青。如六味小青龙汤（小青龙汤去桂枝、芍药）治疗哮喘的冷哮，辛温解表的麻黄、桂枝、羌活、荆芥、防风、白芷、细辛、藁本、蔓荆子的因症施用，恰到好处。虞坚尔创制平喘方（炙麻黄、苦杏仁、炙苏子、葶苈子、白芥子、花椒目、桃仁、地龙干、炙甘草等）治疗哮喘，取得了较好效果。

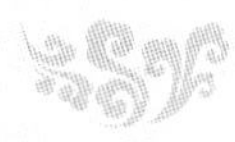

第三章

方药心得篇

虞坚尔传承海派中医徐氏儿科流派学术思想，广泛应用于肺系疾病、脾系疾病、心肝系疾病、肾系疾病等，积累了许多临床经验，对于我们传承发展中医儿科，护佑儿童健康有着重要的意义。

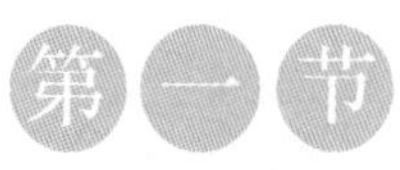

第一节 肺系疾病

一、和解少阳法治小儿外感

虞坚尔擅长应用和法治疗小儿外感疾病，认为小儿为少阳之体，正气偏弱，腠理常疏，少阳最易受累，病位多在少阳，故而，立法多宗和法，灵活化裁，圆机活法，取效迅捷。现就虞坚尔运用和法治疗小儿外感疾病的理论进行探源，以期更好地指导临床运用。

（一）体禀少阳是小儿的生理特点

“少阳学说”来源于《黄帝内经》的“阴阳学说”。《素问・阴阳类论》云：“一阳也，少阳也。”《太素・阴阳合・卷五》中描述：“阳气正月未大，故曰少阳。”“少阳”少者，小也，少阳也就是小阳，是阳气初升，少阳为一阳始生。

明代万密斋首次提出小儿“体禀少阳”之说，他在《育婴家秘》中指出：“儿之初生曰芽儿者，谓如草木之芽，受气初生，其气方盛，亦少阳之气方长而未已。”将“纯阳”和“稚阳稚阴”两种论点有机结合起来。张锡纯《医学衷中参西录》曰：“盖小儿虽为少阳之体，而少阳实为稚阳也。”指出小儿“体禀少阳”是指小儿在生理上阳气处于稚弱状态。

虞坚尔推崇和倡导小儿“体禀少阳”学说，认为其涵盖了小儿稚阴稚阳和生机蓬勃、发育迅速的双重特点，是二者的协调统一。小儿稚阴稚阳，无论在物质基础和功能活动方面均是稚弱的，正因为稚弱不成熟，才不断生长发育以逐渐完善，而在整个过程中，正气相对稚弱和抗病能力不足是两大突出特点，这是小儿的体质和常态，是不同于成人的本质区别所在。

（二）正虚腠疏、少阳枢机不利是小儿外感疾病主要的病理特点

小儿外感疾病是感受六淫外邪所致，发病与否与六淫外邪的多寡有关，而正气的强弱决定疾病的证型、演变和转归，小儿正气相对稚弱和抗病能力不足是疾病发生和转归的前提和条件。小儿外感疾病的主要病理特点如下。

1. 肺、脾、肾虚取决于胆　少阳胆管理人体阳气在各脏腑经脉的输注，主持人体阳气，故有"凡十一脏，取决于胆"之说。胆在人体阳气发挥其功能方面起着决定性的主导作用。

小儿五脏中，脾常不足、肺常不足、肾常虚，肝常有余、心常有余。其中肺、脾、肾偏不足之脏功能尤以阳气为重要，与少阳胆关系密切。一者，少阳胆具有生发、枢转、主持阳气的作用，逐时输注阳气到肺、脾、肾，并推动其阳气功能的发挥。二者，少阳升发和气机的条达，助脾气升清，转输水谷精微；少阳枢机不利，影响脾的正常功能。肾主司气化功能，主下焦元气，为人体气化动力之本源，彼此关系密切；少阳为气机之枢，肺主一身之气，宣肃肺气，为水之上源。少阳枢机不利，影响肺、脾、肾的正常功能。三者，少阳三焦总司全身的气机和气化，主决渎而通调水道，三焦是气、水、火运行的共同道路，联络五脏六腑，这个上下相贯、表里通达的通道把在上之肺与在中之脾和在下之肾联系起来，肺、脾、肾功能的实施有赖于少阳三焦气、水、火通道的畅通。所以说，少阳在肺、脾与肾的交通中扮演着重要角色。《灵枢・本输》曰："少阳属肾，肾上连肺，故将两脏。"

综上所述，小儿肺、脾、肾的功能作用与胆关系密切。

2. 腠理不固　腠理不仅是阻止六淫外邪侵入人体致病的卫表屏障，亦是六淫之邪进入人体的路径，以及侵犯到的组织及脏腑气血营养物质代谢的通道。

虞坚尔认为，小儿生理上正气虚弱，元真不足，皮薄肉嫩，腠理易开，腠理的抗邪屏障天然较成人薄弱；加之小儿活泼好动，汗出常太过，致使腠理疏松，皮肤懈缓，易受各种外来病因入侵腠理而发病。《素问・风论》谓："风者善行而数变，腠理开则洒然寒，闭则热而闷。"腠理为少阳所主，外邪所到之处必然影响其正常的功能，从这个意义来讲，外感疾病不同程度都存在着少阳枢机不利。

3. 邪易犯少阳　小儿体质本虚，可谓虚人之体，这个前提就决定了感邪的性质和部位。清代柯琴《伤寒论翼・少阳病解》曰："少阳为游部，其气游行三焦，循两胁，输腠理，是先天真元之气，所以谓之正气。正气虚，不足以固腠理，邪因腠理之开，得入少阳之部。"虞坚尔认为，腠理为少阳所主，正虚腠理疏松，外邪入侵后，循少阳而入，先与少阳正气交锋，继之多入少阳。

刘渡舟曾精辟地论述："体虚之人，卫外不固，外邪侵袭，可直达腠理。腠理

者，少阳之分也。故虚人感冒纵有太阳表证，亦为病之标也；纵无少阳正证或变证，却总是腠理空疏，邪与正搏。”确是抓住了虚人外感病机的关键，即正虚感邪、少阳枢机不利、虚实夹杂，而小儿外感的病机与此极相契合。

4. **三焦不畅利，气水火失调**　小儿外感疾病症状多样，除了肺卫失调表现为主外，同时常有腹部和下焦症状，如恶心、呕吐、食少、腹痛、便秘、泄泻、小便不利、口渴等，有小儿感冒三夹证，外感后脾虚综合征之说。小儿外感后还易侵犯心、肾、脑等不同脏腑，而致心肌炎、肾炎、脑炎等。而其中主要的病机是少阳枢机不利贯于始终。

少阳是气机之枢，能枢转气机，使气机出入正常，升降自如，开阖有度，共同维持人体气机升降出入达到平衡。少阳枢机不利，不能有效调节肺宣降气机，则咳、喘，气滞、胸闷难愈。肝气郁结，横犯脾土，或因脾虚肝乘，可致脘腹胀痛、恶心呕吐、神疲食少、腹痛泄泻等。

少阳三焦为气化之枢机，三焦是气、水、火运行的共同道路，气机不利，势必影响津液的运行，津液或滞或停，形成痰饮、水湿等病理产物；影响胆火的疏泄，则胆火郁结；火郁又可炼液成痰。病理产物、火郁反过来又加重气机不利，形成恶性循环。

5. **重视湿热病机**　湿易困阻中焦，脾胃纳运失职，精微物质不能布散于外以固卫表，则易感外邪，感则内外之邪相引而生。进而湿邪困遏三焦，三焦水道不利，水邪内留，加重痰湿。反过来影响少阳枢机，外不能达于腠理，内不能畅利三焦，病情迁延不愈。

（三）和解法治疗小儿外感疾病的机理

和法除了狭义的和解少阳枢机外，更有广义的调和营卫、表里双解、扶正祛邪作用，组方具有寒热并用、补泻兼施、作用和缓的特点，如戴北山所云：“寒热并用谓之和，补泻合施谓之和，表里双解谓之和，平其亢厉谓之和。”总之，通过调整人体阴阳、脏腑、气血等，使之归于平复。

通过和解少阳，使胆源源有序输注阳气于五脏六腑，管理并推动其阳气功能的发挥，使正气充盛，生机盎然。对扶助小儿肺、脾、肾生理方面的偏不足具有重要作用。少阳枢机恢复，各项调节机制自如，可防微杜渐，拨乱反正。

扶正祛邪作用通过扶助正气，以助祛邪，另有防邪内陷之功。通过和解，能升能散，能开能阖，使入犯少阳之邪，得以枢转而出，祛邪而又扶正。

和解法中有柴胡解表，黄芩清里，半夏和胃降逆气，使邪气得解而不内传，里热得清，少阳得和，湿气得化，胃气得和，腠理三焦调和，汗出热解。能拨动表里出入、上下升降、阴阳虚实之枢机，表里、气血、三焦通治，表里双解，达到“上焦得通，津液得下，胃气因和，身濈然汗出而解”的作用。

和解法用药具有药性平和、作用和缓、不刚不柔的特点，既无大补峻攻、大寒大热之品，又剂量适中，法中蕴法，起执简驭繁之功。

总之，和解两方立法组方蕴含着和法的多重机制。

（四）和解法论治

对外感急性期，症见或发热，或咳，或咽痛，或鼻塞流涕，有汗或无汗，或腹胀、纳差，舌质红，苔薄白或白腻，脉浮等见证，虞坚尔以和法为大法，扶正祛邪，截断病势，勿使表邪入里，创立和解少阳、芳化清热运脾之法，充分发挥和解法是邪正分争、病势进退转折点的作用。创制和解方，由软柴胡、黄芩、姜半夏、太子参、炙甘草、广藿香、川厚朴、白茯苓组成，实为小柴胡汤和藿朴夏苓汤化裁。刘渡舟曾论述：“虚人感冒纵有太阳表证，亦为病之标也；纵无少阳正证或变证，却总是腠理空疏，邪与正搏，故可借用小柴胡汤，从少阳之枢以达太阳之气，则太阳表证亦可除矣。”柯韵伯曰：“小柴胡汤为少阳枢机之剂，和解表里之总方。”方中软柴胡味苦微寒，和解少阳，解半表之邪，升阳达表，《本草经疏》曰：“柴胡，主寒热邪气，推陈致新。”黄芩清半里之热，又可燥湿；法半夏和胃降逆，豁浊气以还清；太子参、炙甘草扶助正气，抵抗病邪。藿朴夏苓汤具有理气化湿、疏表和中的功效，可谓治湿之良剂。虞坚尔精选广藿香、川厚朴、法半夏、白茯苓四味主药，减少渗利之品。广藿香味辛性微温，为芳香化湿浊要药，外开肌腠，透毛窍，散表邪，内化湿浊，快脾胃；川厚朴、法半夏燥湿和中、运脾健胃，使脾能运化水湿，不为湿邪所困，白茯苓甘淡，健脾和胃，渗脾湿于下。上药合用可使邪气得解而不内传，里热得清，少阳得枢，湿气得化，胃气得和，腠理三焦调和，汗出热解。既可攻邪，又可扶正，最适合小儿外感。

少阳经循行于表里之间，外则太阳，内则阳明，且“多气少血”。对于外感引发的多种变证，虞坚尔常以和解法为主随证化裁。

虞坚尔在外感病情好转，几近痊愈时，重视余邪和新感微邪，习用补虚固表和营卫、和解祛余邪之法，使余邪走表而散。务在扶助正气、去除致病之源，截断传变之机。创制和解2方（菟丝子、生黄芪、焦白术、关防风、太子参、黄芩、软柴胡、麻黄根）为主方化裁：其中，生黄芪、焦白术、关防风组成玉屏风散，益气固表；黄芩、软柴胡、太子参组成小柴胡扶正祛邪，防病于未然，有则治之，无则防之，有防微杜渐之能，而无伤正之虞；菟丝子性补肾益精，养肌强阴、坚筋骨，益气力，为机体功能提供源源不断的动力源；麻黄根敛汗止汗，《本草正义》："其根则深入土中……则轻扬走表之性尤存，所以能从表分而收其散越，敛其轻浮，以还归于里。"

二、肺炎的诊治心得

小儿肺炎临床常见，肺炎喘嗽起因为感受外邪，多风邪夹热或夹寒，小儿风热偏多。小儿素体肺脏娇嫩，卫外不固，腠理不密，感受风邪，首犯肺卫，旋即致肺气郁闭，清肃之令不行，而出现发热、咳嗽、痰壅、气促、鼻煽等症。痰热互结或痰湿阻塞肺络，加重肺闭。肺气郁闭，气滞血瘀，心血不畅，心失所养，可现心阳虚衰的危重变证。亦可因热炽化火，内陷厥阴，而现动风。肺与大肠相表里，肺失清肃，大肠传导不行，可出现腹胀、便秘等腑实证候。肺炎后期，正虚未复或热邪伤津，可呈阴虚肺热或肺脾气虚之候。素禀营虚卫弱者，病后迁延，可致长期不规则发热，或寒热往来。

典型肺炎辨识不难，但今之不典型者众多，常延误诊治。虞坚尔传承徐氏儿科经验，在临证中，对发热、咳嗽者，必察其涕泪有无，对于无鼻涕、喷嚏者，或哭时无泪、两目无光泽者，常予特别关注，细查是否有气急、鼻煽，即便听诊肺部无啰音，必查胸片，对不典型肺炎多能早期识别。

对肺炎辨证，初期多以风寒闭肺、风热闭肺、痰热闭肺、痰浊闭肺辨治。

偏寒者，常见风寒闭肺证和痰浊闭肺证，治以辛温开肺，化痰止咳。选方小青龙汤加减；痰多白黏，苔白腻者，加苏子、陈皮化痰止咳平喘；烦躁者，寒邪外束，里有伏热，加石膏清里热除烦；虚阳浮越者，神倦、寐不安、躁烦者，加灵磁石、龙齿潜阳镇静；胸闷，加枳壳、厚朴行气宽胸；咳重，加杏仁、浙贝母、百部；便溏，加茯苓、白术健脾。

偏热者，常见风热闭肺证和痰热闭肺证，治以清热宣肺，清热化痰。方选麻杏石甘汤加石菖蒲加减。发热恶风汗出者，加金银花、连翘；喘息痰鸣者加葶苈子、浙贝母；津伤口渴加天花粉；痰多黄稠，加天竺黄、制胆南星；咽喉红肿疼痛，加射干、桔梗、牛蒡子；热甚腑实，加生大黄、枳实通腑泄热。

然不拘泥于一证一候辨证，常结合具体情况，而做寒热虚实错杂辨。如恶寒发热，咽红肿赤，咳嗽气急，痰稀色白，既有外寒里饮，又有局部咽喉热症，则辨为寒饮兼少阳郁热之寒热错杂证。

华东地域，初起风寒之证短暂，很快转为风热，继而入里化热转为痰热，故以风热、痰热为多。对于起病即高热炽盛，喘憋严重，呼吸困难者，虞坚尔多辨为毒热闭肺。

部分素禀阳虚或病变损及心阳的小儿，病程中易出现面色黄白灰滞，精神困倦，四肢不温，多汗，脉细无力，辨为阳虚肺闭，可及时加用附子温振阳气，扶正祛邪，磁石、牡蛎、龙齿重镇潜阳，淫羊藿、益智仁、菟丝子益肾助阳，有效防治病势进展，使重者化险为夷。若见面色苍白，发绀，呼吸困难加剧，冷汗出，四肢厥冷，神萎淡漠或烦躁不宁，右胁下肝脏增大质坚者，其中有一二症即辨为心阳虚衰证，急以温补心阳，救逆固脱。方用参附龙牡救逆汤合麻黄附子细辛汤加减。大剂人参大补元气，附子回阳救逆，龙骨、牡蛎潜阳敛阴。对呛咳鼻煽、气急、神蒙者，辨为肝风有内动之象，多加入磁石、牡蛎、龙齿、天麻、全蝎平肝熄风，潜阳镇痉。对于伴有恶心，吐泻多日者，必察其眼神，若见目光迟钝，面色青灰无泽、摇头身动、脉息濡软等症，虽未现项强、四肢搐搦，亦确诊慢脾风，早行干预，予《福幼编》逐寒荡惊汤，温中逐寒，补土敌木。若内陷厥阴者，治以平肝熄风，清心开窍。方用羚角钩藤汤合牛黄清心丸加减。

后期阴虚肺热证，见低热，干咳无痰，舌质红，苔光剥，脉数。治以养阴清肺，润肺止咳。方用沙参麦冬汤加减，低热缠绵合用小柴胡汤；咳甚加泻白散泻肺；盗汗加麻黄根、煅龙骨、煅牡蛎敛汗固涩。肺脾气虚证治以健脾益气，肃肺化痰，方选六君子汤加减。咳多，加紫菀、款冬花止咳化痰；纳谷不香，加神曲、山药、山楂；大便不实，加淮山药、葛根健脾益气。

总之，虞坚尔治疗肺炎喘嗽的特色即针对肺气闭塞病机，尤重开肺通闭。偏寒用麻黄、细辛、半夏、苏子；偏热用麻黄、石膏、石菖蒲；另外，重宣降理气协同应用，以复肺气宣通之机。徐氏儿科素以擅用麻黄称世，取其开闭宣肺、辛温达表之功，并据不同情况选用不同方法炮制的麻黄，如无汗者用生麻黄、微汗用水炙麻黄，汗多者用蜜炙麻黄。

虞坚尔对肺炎喘嗽进行了深入的临床研究，对急性期小儿痰饮郁肺型肺炎喘嗽的患儿随机分为治疗组(90 例)和对照组(90 例)。在基础治疗的同时，治疗组口服徐氏六味小青龙汤，对照组口服三拗片。另将符合纳入标准的另外 40 例各型肺炎喘嗽恢复期、证属痰饮郁肺的患儿，分为治疗组(20 例)和对照组(20 例)。恢复期则单用六味小青龙汤或三拗片进行治疗，治疗 1 周。结果：六味小青龙汤治疗急性期小儿痰饮郁肺型肺炎喘嗽，临床总疗效的愈显率为 75.56%，明显优于对照组。在止咳、化痰、肺部啰音吸收的疗效均优于对照组。中医证候疗效的愈显率为64.44%，高于对照组。在改善鼻塞、面色、四肢温度、食欲、小便、舌苔症状方面明显较对照组疗效显著。在咳嗽、咯痰、喘促起效时间及肺部啰音消失时间方面均短于对照组。恢复期，治疗组临床总疗效的愈显率为90%，在化痰疗效均优于对照组。治疗组中医证候疗效的愈显率为90%，高于对照组。在改善鼻塞、舌苔症状方面较对照组疗效显著。主症起效方面，治疗组在咯痰、肺部啰音消失时间方面均短于对照组。结论：徐氏六味小青龙汤治疗小儿痰饮郁肺型肺炎可显著提高临床疗效。不仅有助于改善急性期小儿痰饮郁肺型肺炎的症状及中医证候，而且对恢复期小儿肺炎的症状及中医证候也有很好的临床疗效，缩短治疗时间，值得进一步深入研究及临床推广使用。

小儿病毒性肺炎，相当于中医学肺炎喘嗽重证“马脾风”，起病即高热炽盛，喘憋甚，呼吸困难，虞坚尔多辨为毒热闭肺。热毒砥张，甚则伤脉络，进而瘀血乘肺，严重时瘀闭肺脉。治以开肺清热祛痰，自拟肺炎方由麻黄、桃仁、生大黄、黄芩、椒目、黑附块、细辛、黑丑、白丑、生甘草等组成，该方由“麻黄细辛附子汤”“己椒苈黄丸”“一捻金”三方化裁而成。麻黄、附子、细辛宣发肺气、温化痰饮。椒目、大黄、黑丑、白丑、桃仁，祛逐痰涎，使之从大肠排出。因寒痰久郁易从热化，故选用性寒的黄芩清上焦之热，且引经入肺。在给药途径上，采用一方两用，内服和灌肠同步治疗。并以病毒唑组为对照，结果显示：肺炎方组在改善临床症状等方面优于病毒唑组，且病毒唑对血液系统、呼吸系统和循环系统等都有一定的毒副作用，相对而言肺炎方是一种有效、安全、理想的药物。

对于小儿支原体肺炎，从其容易迁延不愈和反复发作的特点，从“肺络”理论探寻证治病机，指出肺络有广义、狭义之别。广义之肺络，是指肺经所有的络脉，包括行于表和布于里的别络、浮络及孙络；狭义之肺络，是指布散于肺和肺系之络脉，如肺之大络。认为多由肺络痹阻，初因温热邪毒入络，肺中络气郁闭，血行迟滞，络脉失养，痰瘀互结，阻于络中，终致络愈虚则邪愈滞，而成虚实夹杂、正虚邪恋之候。提出热闭肺络、痰阻肺络、瘀阻肺络、络虚不荣的中医病机，并据络以“通”为用古训，结合络病之因，分别以清热宣肺通络、健脾化痰通络、活血化瘀通络、益气养阴通络为治法，以利肺络通畅，达到“通”之目的。其中清热宣肺通络以苦寒清热配辛香走窜，即叶天士所谓：“攻坚垒，佐以辛香，是络病大旨，辛香可入络通血。”引诸药入络并透邪外达。治疗多选用麻杏石甘汤、千金苇茎汤等。健脾化痰通络，常用苏子降气汤、二陈汤、温胆汤之类治之。活血化瘀通络多结合清热化痰，惯予木防己汤。佐以如川芎、桃仁、地龙、矮地茶等活血化瘀药，活血通络，止咳化痰兼备。益气养阴通络，分阴血、阳虚之不同。阳气虚者以甘温益气，予补肺汤加减；阴血虚者，络虚则热，宣通经络，佐清营热，注重“通血络润补，勿投燥热劫液”，予百合固金汤加减。

临床研究将120例支原体肺炎患儿随机分为两组，治疗组60例采用中医辨证施治加红霉素治疗，对照组60例单用红霉素治疗，疗程均为2周。结果：治疗组的临床痊愈率为93.33%，对照组为70.00%，两组的临床痊愈率差异有统计学意义（$P<0.05$）。治疗组热退时间及咳嗽消失时间均明显少于对照组（$P<0.05$）。研究显示中西医结合治疗能更快改善支原体肺炎患儿的症状和体征，提高临床疗效。

三、小儿咳喘辨治关键——痰、瘀

虞坚尔擅长小儿呼吸系统疾病，对咳、喘研究颇有心得，尤重痰、瘀的存在，无论有形亦或无形之痰、瘀，详查其形成、机转及存在形式，辨治精准、用药独到。

痰、瘀作为病理产物，在小儿咳喘病中常贯于其中，很多患儿咳已平而痰壅难消，甚或留伏不去，而为咳喘之宿根。

痰是水液代谢不利所致的病理产物，因此，与水液代谢密切相关的肺、脾、肾功能失职均可致痰浊内生。小儿肺常不足，脾常不足，肾常虚，易受外感、乳食所伤。外邪首先犯肺，或其他脏腑功能失调，如肝气郁结，横逆伤肺，或久病肺虚，肺主宣发肃降，主一身之气机，为水之上源，气机不利，津液输布不利，停而为痰；脾主运化水湿，脾虚失运，水湿内停成痰，上贮于肺，即所谓“脾为生痰之源，肺为贮痰之器”；肾主水，肾气阳虚亏，不能蒸化水液，则水湿蕴积成痰。上述之痰多偏于寒痰、湿痰。偏于寒者则为饮，饮停于肺，可表现为痰液清稀，以泡沫痰为典型特征；偏于湿者多白痰而黏，源于脾者常源源不断伴有脾虚的表现，如体胖肉松、喉痰辘辘有声；肾痰亦多清稀，常伴气短，小便不利或频数、夜尿多。另有邪热伤津，炼液成痰，可见痰黄黏稠。

痰既成之后，又作为内源性致病因素作用于人体，痰阻于肺，肺失宣肃而见咳嗽、咯痰、气喘等症。

对于饮停于肺的泡沫痰，多用小青龙汤加减；对于偏于脾湿所致的白黏痰，多用二陈汤合三子养亲汤；对于肾不化气所致的痰，常用五苓散、花椒目、菟丝子化气行水；对于热邪所致之黄痰，多用瓜蒌、前胡、姜竹茹、葶苈子、生石膏清化热痰。治痰时必兼治气，善治痰者，不治痰而治气，治气可使气畅痰消，防痰再生。如上述所选诸药，苏子降气消痰定喘、利膈宽肠；白芥子温肺利气、快膈消痰；莱菔子下气定喘，化痰消食；半夏降气温中化痰；陈皮理气，燥湿化痰；前胡降气化痰。化痰之时处处兼以理气、降气。

临床不仅要重视有形可见之痰，更要关注痰成之机制和留伏不显之隐痰，痰从无到有呈现不同的状态，若能细查，将有助于辨证用药。对于反复咳喘的患儿，应注重病后和平时的调治，从益肺、健脾、补肾进行本源之治，治生痰之源，固本以防无形之痰化生。

瘀血亦是咳喘的主要病理产物，不可忽视。唐容川《血证论》中云："内有瘀血，气道阻塞，不得升降而喘。"瘀血之成，责之痰气交阻，肺气郁滞，久则肺络不通，瘀血停积，即所谓"先由气病，后累血病"，杨仁斋《仁斋直指方》说："气有一息之不运，则血有一息之不行。"痰浊阻滞气机，妨碍血运，则血滞成瘀，《灵枢·百病始生》曰："湿气不行，凝血蕴里而不散，津液涩渗，著而不去，而积皆成矣。"或痰浊郁而化热，煎熬血液亦可成瘀；《血证论》言："血积既久，亦能化为痰水。"血运失常，产生瘀血，络脉被阻，影响津液输布，津液不化，聚为痰浊，痰可酿瘀，瘀亦能变生痰水，形成因果循环，朱丹溪指出："痰挟瘀血，遂结窠囊。"痰瘀相结成窠臼，潜伏于肺，痰瘀互结遂成咳喘之宿根。咳喘日久，肺气虚衰，不能贯心脉以辅心行血、朝百脉，累及心气不足，鼓动无力，心脉失畅，瘀血内留，《素问·痹论》指出："病久入深，营血之行涩。"血瘀日久，新血不生，肺失所养，其气更虚，加重瘀血留滞，且影响肺之宣降，叶天士说得更为明确："久发之恙，必伤及络，络乃聚血之所，久病必瘀闭。"此外，肺虚及肾，日久损及元阳，肾阳不足，温煦无力，血郁寒凝亦致血瘀。由此可见，气滞、痰阻、气虚、阳虚等皆可致瘀，又可互为因果，互相影响。

化瘀法早期即用可畅通气机，以防血行不畅或有形之邪与瘀血相结，切断病成路径，防止病进；对于已成痰瘀阻于气道者，需重用活血通络之品。虞坚尔喜用桃仁、地龙干化瘀，桃仁性平，具有活血祛瘀、润肠通便之功效，使瘀从大便而解。地龙与桃仁同用，增强活血化瘀之功效，使瘀血祛而伏痰不生。痰瘀互结，则祛痰化瘀共施，单用行气祛痰之品，势必难以推动，活血药可使血活气动，撼动其根，痰瘀松解，方可达痰祛、瘀化之能。元代朱丹溪云："使无瘀血，则痰气有消容之地。"但去瘀血，则痰水自消。

虞坚尔在哮喘研究方面取得了突出的成绩，认为"痰"相当于西医学的气道炎症，"瘀"相当于气道重塑。创新性地提出哮喘之"夙根"是痰瘀互结，是贯穿哮喘全程的病机核心。并认为肺、脾、肾的生理功能活动、新陈代谢属阳，病理产物"痰""瘀"等阴邪属阴，人体阴阳的失衡是哮喘发生的根本。

平喘方是虞坚尔在继承海派徐氏儿科传人名中医朱瑞群学术经验的基础

上，结合自己30余年的临床实践，在对哮喘病机理论创新性认识的前提下，总结的治疗哮喘急性发作的经验方，全方由炙麻黄、苦杏仁、苏子、桃仁、白芥子、莱菔子、椒目、地龙干、黄芩、炙甘草组成。在临床已应用20余年，疗效确切，团队长期以来对平喘方进行了一系列的实验研究，尤其对“痰”“瘀”与气道慢性炎症、气道重建的关系和作用机制深入探讨，动物实验证实其平喘效果显著，同时能明显减轻气道慢性炎症、有效抑制气道重建的形成，机制可能在于通过上调T-bet/GATA-3比例，改善Th1/Th2平衡失调，抑制气道炎症；通过提高红细胞变形性，改善哮喘模型大鼠血瘀状态，改善局部微循环。进一步研究发现，平喘方可通过降低MIP-1α和IgE水平，下调CD86分子表达，抑制各种炎性细胞特异性趋化和激活，阻断T细胞激活过程协同刺激信号，从而减轻平滑肌细胞增生和结构破坏，减少胶原纤维生成，达到干预气道重建的目的，其作用效果与地塞米松相近，但作用环节更为广泛，显现出中药多途径、多环节、多靶点的优势特点。初步进行的临床研究观察中显示平喘方治疗哮喘发作期总有效率90.0%，优于氨茶碱对照组有效率83.3%，有统计学意义。

黄芩咳喘敷贴散是虞坚尔积多年临床经验研制的治疗哮喘的外用药物，由白芥子、甘遂、细辛、黄芩、香白芷组成。方中甘遂为君，苦寒有毒，为泻水攻痰之峻药，是攻克哮喘“夙根”的关键。采用外敷的方法，取其攻逐水饮、痰浊之功而无伤伐正气之虞。白芥子辛热，温肺豁痰利气，祛胁下及皮里膜外之痰，温肺化饮，散结通络，制约甘遂之寒，细辛、黄芩、白芷各走其经，少阴、太阴、阳明经，哮喘相关脏腑肺、脾、肾以及经络都得以疏利，邪无所藏，使幽隐伏邪尽出而不复来。经络不畅，痰不相应，经络畅利，痰化无形，内伤饮食，外感风寒，夹湿夹毒，都可随经络通利而解除。

四、治喘先治鼻

海派徐氏儿科第三代传人朱瑞群善用祛风药防治儿童哮喘，用辛夷和苍耳子治疗哮喘缓解期慢性气道炎症。虞坚尔在传承前贤的基础上，早年即提出“治喘先治鼻”的理论，认为哮喘与过敏性鼻炎密切相关，重视控制鼻炎症状以防治哮喘，常获事半功倍之效。

近年来过敏性哮喘与过敏性鼻炎的相关性研究备受学者的广泛关注，因其有共同的危险因素、相似的病因和发病机制，鼻炎和哮喘大多合并存在，“同一气道同一疾病”的观点已经被普遍接受，过敏性鼻炎是哮喘发生、发展以及病情加重的危险因素这一观点逐渐得到了学者的认同。世界变态反应组织(WAO)提出变应性鼻炎哮喘综合征这一新的医学诊断名称,即是变应性鼻炎与哮喘两种疾病的联合诊断,指出在哮喘的诊断和治疗过程中,必须兼顾变应性鼻炎的治疗。2010 年中华医学会呼吸病学会《难治性哮喘诊断与处理专家共识》中同样指出:变应性鼻炎在难治性哮喘患者中非常常见。在国外进行的一项大规模变应性鼻炎与哮喘治疗的研究中发现:联合管理变应性鼻炎与哮喘,可显著降低医疗费用,改善患者症状,并提高患者的生活质量。

变应性鼻炎和哮喘分属中医学的"鼻鼽"和"哮病"范畴。肺开窍于鼻,鼻与喉相通而联于肺,是呼吸的门户。六淫之邪外袭,多从口鼻而入,鼻窍首当其冲以御邪,鼻窍不利,鼻塞气阻,则鼻鼽发作,肺之门户大开,外邪直袭于肺;或清浊涕下流抵喉,进而侵袭气道;鼻窍不通,影响肺气宣发;久之肺气不利,宣肃失司,津液不布,痰饮内生,瘀血内阻,痰瘀互结,阻于气道。痰瘀胶着,风外邪引发,搏击气道则哮病发作。

反之,哮病日久,肺气亏虚,卫外不固,肺外窍之鼻失于濡养,不耐邪袭,反复受邪,鼻窍不利,则鼻塞、鼻痒、喷嚏、鼻涕诸症纷呈。

在六淫外邪中,风邪是主要致病因素,风邪或夹寒、夹热、夹湿,包括烟尘、浊气、花粉等过敏原,其性变化莫测,随来随走,符合风邪"善行数变"的特点;哮喘患儿及家族中常有湿疹、荨麻疹等病史,发病前常有鼻痒、眼痒、喷嚏、咳嗽等先兆症状,发病迅速,时发时止,反复发作,与风邪的性质相符。风有"风盛则挛急"的致病特点,故而鼻窍不通,气道挛急。

伴有变应性鼻炎的哮喘患儿,其临床症状除见咳嗽、喘息、胸闷、喉间哮鸣音和呼吸困难以外,多伴有鼻痒、鼻塞、喷嚏、流涕等风邪袭侵鼻部的症状,合并感染时为脓涕、嗅觉下降或者消失等。又因鼻后滴漏的长期刺激,患儿常见咽喉不利的症状,如咽痒、异物感或喉中痰滞感,呛咳阵作,甚或反流入声门或气道,引发咳嗽或哮喘。另外,鼻炎患儿鼻塞,通气不畅,常张口呼吸,缺少鼻对空气的过滤、加温、湿化的保护程序,使变应原直接进入下气道导致炎症。过敏性鼻炎哮喘综合征患儿病程多较长,易受气温变化或接触过敏原刺激而发作。

鼻部症状表现于上,除与外邪有关,日久迁延不愈者还需虑其与肺、肾的内在相关性。如《诸病源候论》云"肺气通于鼻,其脏有冷,冷随气入乘于鼻,故使津涕不能自收",陈士铎《辨证录》指出"人有常流清涕,经年不愈,是肺气虚寒"。《素问·宣明五气》言"肾为欠,为嚏""肾主液",涕为五液之一,先天之精不足,肾虚失于封藏,津液自鼻窍外泄为涕。清代郑寿全认为"先天真阳之气不足于上,而不能疏摄在上之津液”，故而鼻流清涕不止，喷嚏不休。而肺气之羸弱根植于肾脏元阳，故久而不愈的鼻部症状可从补益肺肾入手。

虞坚尔治哮擅用辛夷、白芷。辛夷性温味辛，有散风寒、通鼻窍的功效。白芷性温味辛，具祛风湿、活血排脓、生肌止痛之能。李杲曰“白芷疗风通用，其气芳香，能通九窍，表汗不可缺也”，白芷同辛夷、细辛用治鼻病，入内托散用长肌肉。现代药理学研究表明辛夷、白芷具有良好的抗炎和抗过敏作用，并可抑制抗体产生，降低机体的免疫反应。偏寒者，加防风、细辛；偏热者，佐薄荷、蝉蜕；鼻塞明显者，加石菖蒲、蔓荆子；鼻黏膜充血者，加连翘、蒲公英；涕稠者，加芦根、桔梗；肺虚者，加党参、黄芪；肾虚者，加补骨脂、菟丝子。

虞坚尔对辛夷和苍耳子合剂进行了系列的临床与实验研究，结果表明，口服辛夷和苍耳子治疗组的临床疗效达到 83.3%，与口服酮替芬对照组 80.0%比较无显著性差异（$P>0.05$）。治疗后两组患儿 IgE 比治疗前均明显下降（$P<0.01$）；治疗组 EOS 、IL－5 下降均优于对照组（$P<0.05$）。两组患儿治疗后肺功能均有改善，而治疗组的 FEV_1 与对照组比较有显著性差异（$P<0.05$）。动物实验发现，治疗组哮喘模型小鼠的引喘潜伏期延长，与对照组比较有显著性差异（$P<0.01$）；治疗组与对照组 EOS、IL－5 比较有显著性差异（$P<0.01$、$P<0.05$），治疗组均低于对照组。综上所述，口服辛夷和苍耳子能降低外周血嗜酸性粒细胞（EOS）浓度，降低血清白细胞介素 5（IL－5）浓度；灌胃治疗可以延长哮喘模型小鼠的引喘潜伏期，并减轻模型小鼠肺组织中炎细胞浸润；降低气道阻力，改善第一秒钟用力呼气容积（FEV_1）。辛夷和苍耳子是治疗儿童支气管哮喘缓解期慢性气道炎症的有效药物。

五、健脾补肾法治复感

小儿反复呼吸道感染，中医学归属于“体虚感冒”“咳喘”“久咳”“虚证”“自汗”等范畴。小儿反复呼吸道感染是儿童时期的常见病、多发病，涉及多种呼吸道疾病，严重影响了患儿的健康及生长发育，愈来愈引起医学界的关注。

（一）复感发病探讨

中医学认为小儿稚阳未充，稚阴未长，脏腑娇嫩，气血未充，脾胃虚弱，肌肤娇嫩，腠理疏松，如若喂养不当，调护失宜，失治误治，戕伐正气，致肺脾两虚，卫外不固，则反复外感。虞坚尔认为小儿复感与先天禀赋肾关系尤为密切，肾元为先天之本，为小儿生长发育之原动力，肾元亏虚，动力不足，影响其他脏腑功能的发挥，以致整个机体缺乏生机，生长缓慢，抗病力低下，复感遂成。临证常见患儿形体消瘦或形胖肉松，毛发稀疏枯黄，面色萎黄或面白少华，山根色青或气池（眼周、鼻周、口周）晦暗，动则自汗，寐则盗汗，筋骨未坚，或伴五迟、鸡胸龟背，尿频或夜尿多，脉沉细无力，都是肾虚的表现。卫气的生成和充盛根源于下焦，长养于中焦，开发于上焦。卫气出下焦，肾中先天之精气，寄寓着元阴元阳，肾中元阳是卫气之根，是化生卫气之源。"肺为气之主，肾为气之根"，唐容川在《血证论·卷一阴阳水火气血论》中精辟地论述了卫气的生成："肾者水藏，水中含阳，化生元气，根结丹田，内主呼吸，达于膀胱，运行于外则为卫气。"

虞坚尔对复感儿感染期和恢复期两个阶段治疗融会贯通、相辅相成，又各具特色，自成一体，具有整体调控、体质和地域特点相结合的辨证施治特点。急性感染期攻邪不伤正，扶正不留邪，缓解期扶正不助邪，务在扶助正气、去除致病之源，截断发病之流。

（二）感染期诊治

感染期诊治，首先要明了病机特点，辨证时要结合当地小儿体质特点，因时、因地、因人制宜，祛邪而不伤正。

热蒸于内，皮肤腠理开泄，或中焦湿阻，运化失职，精微物质不能布散于外以固卫表，则易感外邪，感则内外之邪相引而生。再者，有些患儿嗜食冷饮，进食、饮水多是凉的，很多家长有天气炎热时服食清热、寒性食品的习惯，春夏季多用空调等，每多伤损阳气，故患儿往往同时又夹有脾阳不足、寒湿困脾之证。

对小儿急性外感之初，症见或发热，或咳，或咽痛，或鼻塞流涕，有汗或无汗，或腹胀、纳差，舌质红，苔薄白或白腻，脉浮等见证，虞坚尔创立和解化湿、疏肝运脾之法，实为藿朴夏苓汤和小柴胡汤变法，命名为和解方。

小儿稚阴稚阳，五脏六腑成而未全，全而未壮，无论气血津液还是功能状态都不够成熟，并且相对不足，与少阳病因"血弱气尽，腠理开""邪气因入"而发相符，感受外邪后，复感儿正气弱能抗邪但不强，临床表现寒热往来者多见，伴见或咽干咽痛，或咳，或心烦喜呕，或默默不欲饮食，或目眩等，又与少阳病病机相契，少阳病病位在半表半里，是指正邪分争的状态，即正气能抗邪但不强，而邪气又不是太盛，正邪相争，邪胜则恶寒，正气奋起与邪争则发热，邪暂退则汗出热稍退，如此反复。柯韵伯曰：小柴胡汤"为少阳枢机之剂，和解表里之总方"，不仅善治少阳经证，以解半表半里之邪，而且善治太阳表证，以祛在表之邪。虞坚尔以软柴胡透解邪热，疏达经气，解肌退热效果明显；黄芩清泄邪热，又可清热燥湿；法半夏和胃降逆；太子参、炙甘草扶助正气，抵抗病邪，徐灵胎谓"小柴胡汤之妙在人参"，在此，将人参易为太子参，是必用之药。上药合用，可使邪气得解，少阳得和，上焦得通，津液得下，胃气得和，有汗出热解之功效。治外感表证，既可攻邪，又可扶正，最适合小儿复感。

方中荆芥穗、关防风辛温，有达腠理、发汗散邪之效，两者相辅相成。《本草求真》曰"用防风必兼荆芥者，以其能入肌肤宣散故耳"，《施今墨对药临床经验集》曰"若属外感证，用麻桂嫌热、嫌猛；用银翘嫌寒时，荆防用之最宜"，防风为风中润药，又能祛风胜湿，以去内外之湿。板蓝根清热解毒利咽，对多种病毒与病菌有明显的抑制作用。

全方用药照顾到小儿外感的各个方面，能宣畅三焦，疏利气机，上下分消，使湿化而热清，合柴胡、黄芩、半夏、太子参和解少阳，使邪无居所，祛邪而不伤正。

（三）恢复期诊治

复感儿的发病，西医学认为多与免疫功能低下有关，部分患儿存在先天免疫缺陷、呼吸道畸形，与空气污染、气候变化、偏食厌食、维生素 D 代谢异常、情绪不良及其他慢性疾病（如营养不良、结核、胃肠病）等密切相关。免疫功能低下取决于先后天脾肾功能。肾阳气虚致肺脾不足，则"先天滋后天""后天养先天""金水相生"等功能失职，导致肺、脾、肾脏腑功能下降，使人体免疫力下降，而导致疾病产生。

复感儿往往由于先天不足或后天失养，肺虚卫表不固，易为外邪侵袭，机体无力抵御，久之病邪由表及里，累及于肾，加重肾虚，邪恋正虚，故疾病经久不愈。肺、脾、肾三脏之不足尤以肾脏不足为本病发病的关键，即"肾虚不足，余邪留恋"，肾虚贯穿于反复呼吸道感染的发病全过程。结合地域特点，气升阳浮，腠理开泄而不密，在恢复期，以健脾益肺、补肾固表立法，创制补肾固表方：菟丝子、生黄芪、潞党参、焦白术、关防风、黄芩、软柴胡、乌梅肉、麻黄根。其中，生黄芪、焦白术、关防风组成玉屏风散，益气固表，潞党参、焦白术取四君子汤益气健中，潞党参、黄芩、软柴胡组成小柴胡扶正祛邪。生黄芪补气固表，于内，可大补脾肺之气，于外，可固表止汗，补三焦而实卫，为玄府御风之关键，且无汗能发，有汗能止，特别适合于治疗肌表卫气不固导致的疾病，潞党参、焦白术健脾益气，药性平和，不燥不热，施力平和，如同"君子致中和"，尤适于小儿体质；菟丝子性味辛甘平，可补肾益精，养肌强阴，坚筋骨，益气力，为机体功能提供源源不断的动力源；

乌梅肉味酸，敛肺气，生津止渴，亦能敛浮热，吸气归元，化生津液，两药合用，开源节流，与复感病机及气升阳浮、腠理开泄的特点甚为相契。软柴胡味苦微寒，和解少阳，疏肝解郁，升阳达表，《本草经疏》曰："柴胡，为少阳经表药。主心腹肠胃中结气，饮食积聚，寒热邪气，推陈致新，除伤寒心下烦热者，足少阳胆也。"《本草经百种录》曰："柴胡，肠胃之药也……以其气味轻清，能于顽土中疏理滞气，故其功如此。天下惟木能疏土，前人皆指为少阳之药，是知末而未知其本也。"提示我们软柴胡之功要在调肝疏土。黄芩苦寒，清肃上中二焦之虚火，柴胡解热开郁配黄芩，行滞气，清郁热，故清热而不碍解表。两药合用，防病于未然，有则治之，无则预防之，有防微杜渐之能，而无伤正之虞。麻黄根敛汗止汗，《本草正义》曰："其根则深入土中……则轻扬走表之性尤存，所以能从表分而收其散越，敛其轻浮，以还归于里。是故根收束之本性，则不特不能发汗，而并能使外发之汗敛而不出，此则麻黄根所以有止汗之功力，投之辄效者也。"全方用药精良，配伍合理，共奏补肾益气固表、扶正祛邪之功。

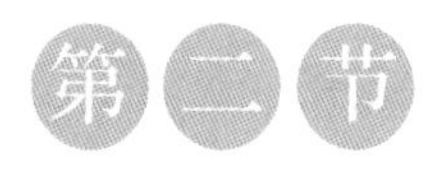

第二节 脾系疾病

一、厌食诊治心得

《幼幼集成》一书系清代名医陈复正所著。该书在脾胃论治理论方面颇多建树，至今对儿科临床依然有指导意义。虞坚尔推崇陈复正关于脾胃论治观点，并发展之。

（一）提倡母乳

小儿时期由于其脏腑娇嫩，形气未充，在其生长发育过程中，有赖于脾胃后天之本不断化生气血而滋养之。"盖胃为水谷之海，而脾主运化，使脾健胃和，则水谷腐化，而为气血以行荣卫。"因此，陈氏认为："小儿脏腑和平，脾胃壮实，则荣卫宣畅，津液流通，纵使多饮水浆，不能为病。"并指出："大凡小儿原气完固，脾胃素强者，多食不伤，过时不饥。若儿先因本气不足，脾胃素亏者，多食易伤。"提出脾胃功能强弱与否是影响小儿疾病产生的关键，揭示了脾胃功能在小儿生长发育过程中的重要地位。

由于脾胃功能的强弱与小儿的生理、病理息息相关，因此陈氏强调婴儿时期应提倡哺乳为主。他认为母乳对婴儿来讲，其营养等各方面的作用是其他食物所不能替代的。他说："盖乳房为胃经所主，饮食入胃，腐化精微而为荣血，贮于冲脉，冲脉载以上行，逐变赤为血而为乳汁。小儿赖此以为命，与乳母气候相关，吉凶共际。""所以儿之脾胃，独与此乳汁相吻合，其他则皆非所宜矣。"这些看法在当时来看是难能可贵的，很符合现代科学观点。

（二）揭示病因

小儿脾胃功能未臻完善，容物不多，如哺养不当，饮食不节，常因之损伤脾胃而致病。故陈氏指出："小儿之病，伤食最多。""盖谷食有形之物，坚硬难消，儿之脾气未强，不能运化，每多因食致病。"因此，陈氏反对饮食无度，失去节制。他说："谷肉果菜恣其饮啖，因而停滞中焦，食久成积。"又说："小儿甘肥过度，或糖食甜物太多，乃致湿热久停而成积""若饮食失节，寒温不调，以致脾胃受伤，则水反为湿，谷反为滞，精华之气不能输化，乃致合污下降，而泄泻作矣""内有宿食停积，更受外感，则成痢矣"等。并且认为乳母的饮食宜忌与乳儿的疾病密切相关，"是以母食热，子受热；母食寒，子受寒；母食毒，子中毒。又惟荤酒油腻甘肥凝滞之物为尤甚"，从而揭示了小儿脾胃疾病的主要病因病机。

（三）辨明虚实

在脾胃诸病治疗过程中，陈氏非常重视胃气强弱，认为："凡欲治病，必先借胃气以行药之主。若胃气强者，攻之则去，而疾常易愈，此以胃气强而药力易行之也；胃气虚者，攻亦不去，此非药不去病，以胃气本弱，攻之则益弱，而药力愈不行，胃愈伤病亦愈甚矣。"故告诫我们："凡治病者，又当于素禀中察其嗜好偏胜之弊""而医者治积，不问平日所伤之物是寒是热，并不察儿之形气或虚或实，可攻不可攻，竟用偏寒偏热峻下之药，而犯虚虚之戒，其害岂胜言哉"，并强调指出："如小儿体质素怯者，虽有积必不宜下，当以补为消""若以弱质弱病，而不顾脾胃虚实，概施欲速攻治之法，则无有不危矣"。针对上述虚实夹杂者，陈氏在治则上具体指出："夫饮食之积，必用消导……若积因脾虚，不能健运药力者，或消补并行，或补多消少，或先补后消。盖脾胃原有运化之功用，今既不能化食，则运用之职已失其权，而尚可专意用克削之剂，以益其困乎"，并举例说："凡用攻下取积之药，必先补其胃气，如六君之类，预服数剂，扶其元神，然后下之，免伤胃气也。"其立法要旨,充分体现了陈氏注重脾胃的特点,阐明了其脾胃论治中的补虚攻实先后缓急的法则。

(四) 调理善后

在治疗脾胃疾病的同时,陈氏还非常重视调燮护理。如他认为因食乳而病者,轻者"但得乳母忌口,即不药亦能自愈"。在肿满证治中,他告诫我们:"凡小儿患肿,切须忌盐。盐助水邪,服之愈甚,必待肿消之后,以盐煅过,少少用之。"这种观点与西医学对肾炎水肿患者的饮食护理禁忌是相吻合的,充分反映出陈氏的丰富临床经验。对于呕吐患者服药时的困难,陈氏指出:"呕吐不纳药食者,最难治疗,盖药入即吐,安能有功。"故授以心法:"先将姜汤和黄土作二泥丸,塞其两鼻,使之不闻药矣,然后少量频服。"对于病后初愈者,陈氏进一步指出:"小儿病后,必不可妄用荤腥,只可素食调理,或一月半月,待其脾气已健,始可略与清汤,仍不得过用甘肥。盖甘肥之物非但不能益儿,适足以致病。"

二、柔肝健脾法治疗小儿慢性胃炎

小儿慢性胃炎,中医归属"胃脘痛"范畴。近年来,小儿慢性胃炎发病率增高,西医学采用单一用药清除 Hp 疗效十分不满意,而联合用药抗 Hp 治疗过程中也存在耐药、药物副作用等诸多问题,临床疗效依然不令人满意。现代药理学研究表明,许多中药具有不同程度地清除、抑制 Hp,修复胃黏膜等作用。因此,中药的功用是多方面的,通过针对性和整体性相结合,中医药在治疗小儿慢性胃炎过程中取得了良好的疗效。

(一) 历史沿革

1.《黄帝内经》记载 胃痛一证,在《黄帝内经》中即有记载。《素问·六元正纪大论》曰:"木郁之发,民病胃脘当心而痛。"指出木气偏盛,肝胃失和可致胃痛。《素问·至真要大论》曰:"太阳之胜,凝栗且至……寒厥入胃,则内生心痛……太阳之复,厥气上行……心胃生寒,胸膈不利,心痛否满。"《素问·举痛论》谓:"寒气客于胃肠之间,膜原之下,血不得散,小络急引故痛。"都说明寒凝气滞也可产生胃痛,并阐发了病机。《素问·痹论》从饮食内伤角度补充胃痛的病因谓:"饮食自倍,肠胃乃伤。"

对于胃脘痛的伴随症状,《黄帝内经》中也有论述,如《灵枢·邪气藏府病形》

指出："胃病者，腹䐜胀，胃脘当心而痛。"《素问·举痛论》谓："寒气客于肠胃，厥逆上出，故痛而呕也。"《灵枢·百病始生》亦有："虚邪传舍，在肠胃时，贲响腹胀，多寒则肠鸣飧泄，食不化。"《素问·病能论》还对胃脘痛的脉诊作了分析："人病胃脘痛者，诊当如何？岐伯对曰：诊此者当候胃脉，其脉当沉细，沉细者气逆，逆者人迎甚盛，甚盛则热。人迎者胃脉也，逆则盛，则热聚于胃口而不行，故胃脘为痛也。"

2. 后世论述，承《黄帝内经》而发展，逐步完善 宋严用和《济生方》总结前人九种心痛之说，认为"名虽不同"，而都为"邪气搏于正气，邪正交结，气道闭塞，郁于中焦"所致。中焦乃脾胃之乡，邪郁中焦，自是脾胃受病。可见所谓"心痛"其实多指胃痛而言。

金元时代，著名流派各树其帜，对胃脘痛的病因、病机、分型、治法均有独特见解，互为补充，有所发明，对胃痛证的认识已比较全面和深入。李东垣认为胃脘痛多为饥饱劳役、中气不足或伤于寒邪所致，治疗上主张健脾升清、温中补虚、和胃行气。用药常以党参、黄芪、白术、炙甘草、升麻等益气升清，以吴茱萸、益智仁、白豆蔻、法半夏、陈皮、麦芽、神曲温中和胃，用青皮、陈皮、木香、厚朴、柴胡、荜澄茄理气畅中，用当归、桃仁、红花等和血行血。朱丹溪提出胃痛亦有属热的情况，在其《脉因证治》中谓："郁而生热，或素有热，虚热相搏，结郁于胃脘而痛；或有实积痰饮；或气与食相郁不散，停结胃口而痛。"并在《丹溪心法》中指出："大凡心膈之痛，须分新久，若明知身受寒气，口吃冷物而得病者，于初得之时，但予温散或温利之药；若病之稍久，则成郁，久郁则蒸热，热久毕生火……古方中多以山栀子为热药之向导，则邪易伏，病易退，正易复，而病易安。"另立"诸痛不可补气"之说，为一家之言。

明清以后，对胃脘痛的辨证论治，更为精辟、详明。李中梓《医宗必读》作进一步的辨析谓："心在胸中，胸痛的位置在心之上，胃脘痛则在心之下。"胃脘痛还兼有"或满，或胀，或呕吐，或不能食，或吞酸，或大便难，或泻利，或面浮而黄"等症，其与心痛之区别自是了然。

张景岳指出："胃脘痛证多有因食、因寒、因气不顺者，然因食、因寒，亦无不皆关于气，盖食停则气凝，寒流则气凝。所以治痛之要，但察其果属实邪，皆当以理气为主。"又谓："凡心腹痛证，必须先辨寒热，如无热证热脉，则定非火邪，不得妄用凉药。"可见其治胃痛实证者，侧重理气，治胃痛无热证热脉者，不用凉药。自成体系。

《会心录》对胃痛之论述尤为详明："人生酒色过度，七情乖违，饥饱不节，胃脘因之而痛，有寒、热、气、血、痰、虫、食滞、内虚之不同。治虽各别，然总不外虚实寒热气血之辨也。夫痛而虚者必喜按，痛而实者必拒按。寒者得温稍定，热者饮冷稍安。中焦寒则气虚不运，或生痰饮，或蓄瘀血，或蛔虫上逆。中焦热则气阻不行，或吐酸味，或吐苦汁，或食停蛔动。如真知其为虚寒痛也，则塞因塞用以补之；真知其为实热痛也，则通因通用以泻之。虚寒而挟食、挟瘀、生痰、生虫者，以温补药中消之、逐之；实热而挟食、挟瘀、吐蛔、呕酸者，以清凉药中攻之、伐之。虽然，胃间受病，人所易知；肝木凌脾，人亦易晓。若男子肝肾亏，挟虚火而上逆；妇人冲任弱，挟肝阳而上升，多有胃脘痛证……可见胃脘之痛，有自下而上，由肾而胃，勿泥中焦为病……治须填补真元，以生津液；导引元阳，以补真气……至于气分有余之痛，延胡、香附有奇验；不足之痛，人参、桂、附有殊功；血分有余之痛，桃仁、瓦楞可主应；不足之痛，当桂、熟地亦取效。”

叶天士《临证指南医案》对胃痛有“初病在经，久痛入络”“胃痛久而屡发，必有凝痰聚瘀”等论述，王清任《医林改错》、唐容川《血证论》对于瘀血滞于中焦之证用血府逐瘀汤或小柴胡汤加香附、姜黄、桃仁、大黄等，以上均对后世治疗胃痛有很大启发。

（二）虞坚尔辨治小儿慢性胃炎经验方柔肝健脾方组方分析

小儿胃脘疼痛，脘腹痞满，恶心呕吐，胃纳欠佳，大便不调，平素因家长溺爱而恣意任性，稍不合意即悒悒不乐，根据小儿“肝常有余”“脾常不足”的生理特点，虞坚尔将其发病归结为忧思恼怒，伤肝损脾，肝失疏泄，横逆犯胃，脾失健运，胃气阻滞，胃失和降，而发胃痛。治当以柔肝健脾，和胃止痛，虞坚尔自拟柔肝健脾方，融局方戊己丸与四君子汤于一体，方中白芍养血柔肝，缓急止痛，党参、白术健脾益胃，益气助运，黄连清泻肝胃之火；吴茱萸疏肝解郁，和胃降逆；茯苓健脾渗湿、陈皮理气助运，炙甘草合白芍缓急止痛，并益气和中，调和诸药。

戊己丸出自宋代《太平惠民和剂局方》，由白芍、黄连、吴茱萸组成，为柔肝、理脾、和胃的有效名方，主治肝脾不和所致的胃痛、吞酸、腹痛以及泄泻等。基础研究表明，戊己水煎液有直接抑杀幽门螺杆菌(Hp)的作用。现代药理研究发现白芍具有解痉、抗菌、抗炎、预防消化系统溃疡，以及解热、镇痛、镇静作用，对志贺痢疾杆菌和葡萄球菌有抑制作用；黄连具有抗菌、抗病毒作用，对 Hp 和痢疾杆菌有较强的抑杀作用，吴茱萸有镇吐、镇痛、制止胃肠内异常发酵、抗菌等作用，可显著抑制胃酸分泌，防止溃疡形成。

三、养阴生津法治疗小儿便秘

小儿便秘是由于排便规律改变所致，指排便次数明显减少、大便干燥、坚硬，秘结不通，排便时间间隔较久（>2 日），无规律，或虽有便意而排不出大便。小儿便秘可以分为功能性便秘和器质性便秘两大类。本书所论者主要为功能性便秘。

（一）津液不足、大肠干燥可致小儿便秘

便秘一病与饮食生活习惯密切相关，儿童体内水分含量所占比例较成人显著偏高，故对水液的需求更多。随着社会经济的进步，多数家长过于重视营养，往往以肉、蛋、奶、海鲜为主食，偏嗜煎炸炙煿、醇香甜品，日久积而化热，煎灼津液，加之饮水量少或以饮品果汁代替白开水，蔬菜食入少（蔬菜中含大量水分、粗纤维和微量元素，可以促进肠蠕动），导致津液不足、大肠干燥，无水舟停，故而便秘。西医学认为蔬菜摄入量少，微量元素缺乏是导致花剥苔的根本原因，中医则认为体内津液不足，胃之气阴不足是花剥苔的病机关键。

（二）生津养胃为治疗小儿便秘大法

虞坚尔治疗便秘习以生津养胃为大法，在此基础上进行加减用药，多以增液汤为底方，增液汤是吴鞠通为治阴虚便秘创制，由浙玄参、麦冬、生地黄组成，是以补药之体作泻药之用，三者均有甘、苦、微寒之性。玄参入肺、胃、肾经，生地黄入心、肝、肾经，麦冬归心、肺、胃经，同具养阴生津之功。玄参、生地黄又能清热凉血，麦冬润肺滋胃阴，治疗热邪伤阴、津伤便秘，为方中君药。三药药简效宏，协同增效，王叔和有精辟的论述："此症人以为大肠燥也，谁知是肺气燥乎，盖肺燥则清肃之气不能下行于大肠，而肾经之水，仅足自顾，又何以旁流以润涧哉，夫大肠居于下流，最难独治，必须从肾以润之，从肺以清之，启其上窍，则下窍自然流动通利矣，此下病上治之法也。"实乃肺、胃、肾三焦并治。伴有燥屎者，当佐以制大黄增强清胃热之力，去炎炎之火以保津液，天花粉增强养阴生津之力，另用佛手、香橼皮理气、健脾和胃，增强胃肠蠕动。

（三）饮食调整、训练排便亦非常重要

治疗功能性便秘在用中药调理的同时应注意改善饮食内容，多补充水分和

含纤维素多的食物，并养成排便习惯，可助防止便秘再发。增加水摄入以软化大便，多补充含纤维素多的食物(全麦、水果和蔬菜)也有助于治疗便秘的。规律性如厕习惯是治疗便秘的重要部分。无论有无污便，餐后应有充足的如厕时间，这有利于儿童保持排便频率的记忆。

四、小儿泄泻证治心得

清代名医陈复正行医济世，于小儿泄泻尤有发挥，虞坚尔根据其学术观点，传承而发展之，提出小儿泄泻之证治尤当注意辨证论治、顾护脾胃、守阳护阴三个方面。

(一) 辨证论治

《景岳全书·泄泻》曰："夫泄泻之本，无不由于脾胃。"泄泻乃脾胃专病，陈氏一遵经旨，以此为泄泻辨治的总纲，并推崇张景岳之论："脾健胃和，则水谷腐化，而为气血以行荣卫。若饮食失节，寒温不调，以致脾胃受伤，则水反为湿，谷反为滞，精华之气，不能输化，乃致合污下降，而泄泻作矣。"关于泄泻的分类，《黄帝内经》记载有飧泄、濡泄、溏泄、洞泄、滑泄等，后世医家更有多种分法，陈氏将小儿泄泻分为寒、热、虚、实、食积五类，较适合小儿科特点，便于执简御繁。临证尚可按"所泻之色"来分辨寒热，审察虚实，如"老黄色属心脾肺实热，宜清解；淡黄色属虚热，宜调补；青色属寒，宜温；白色属脾虚，宜补；酱色属湿气，宜燥湿"等，简明实用，且小儿切脉不易、问诊亦难，此可作为四诊的重要补充，方便临床医家应用。

(二) 顾护脾胃

陈氏列举泄泻治法有燥渗、温补、清利、豁、消、下、涩、升提等。陈氏曰："脾土虚寒作泻，所下白色，或谷食不化，或水液澄清。其候神疲，唇口舌俱白色，口气温热。宜理中汤，或六君子汤。"此处的"口气温热"是相对于下文"热证作泻，泻时暴注下迫，口气蒸手，烦渴少食，宜五苓散加栀仁"中的"口气蒸手"而言，当指口气温而不热，甚则口鼻气冷。"理中汤"即《伤寒论》之"理中丸"加重白术、干姜(炮)剂量，加大枣三枚为引以和胃气，并改凉冷服以防格拒；七味白术散为钱乙所制，陈氏大加赞赏：此方"以参、术、甘草之甘温补胃和中；木香、藿香辛温以助脾；茯苓甘淡，分阴阳、利水湿；葛根甘平，倍于众药，其气轻浮，鼓舞胃气，上行津液，又解肌热。治脾胃虚弱泄泻之圣药也……幼科之方，独推此方为第一，后贤宜留意焉""凡大泻作渴者，其病不论新久，皆用七味白术散生其津液"。本方大剂煎汤当茶饮，“不时服之，不可再以汤水”，对于腹泻合并脱水者尤为适宜。

陈氏指出：胎婴柔嫩之姿，如水上沤、风前烛，幼科所用毒劣之方，则暗损真元、阴伤荣卫。“兹于劫夺之方，毒劣之味，概行删去，而易以反正逆从之治”(《凡例》)。本篇“入方”下计选录七首方剂，即：理中汤、六君子汤、五苓散(加栀仁)、补中益气汤、升阳除湿汤、七味白术散及参苓白术散，多数着眼于健脾和胃、益气升阳、扶正祛邪，应用时巧作化裁，并常加姜、枣为引，无一为肆用寒凉、妄用毒劣者。又于其后附“泄泻简便方”以补正方之未尽者，也都十分注意顾护脾胃，如：“治水泻，或饮食过度，或饮冷水冒暑而发，用生姜捣烂三钱，陈细茶三钱，浓煎汤饮，立止。盖泄泻由脏腑阴阳不和，姜能和阴，茶能和阳，是以多效；体素薄者，加莲子去心二钱。”该食疗方有简、便、验的特点，可用于泄泻轻证。其创制的“集成止泻散”“用车前子以青盐水炒七次，秤过二两，白茯苓炒二两，山药炒二两，炙甘草六钱，共为细末。每服二三钱，炒米汤调服，乌梅汤更好”。并称之“治久泻如神，此方经验最多”。方中车前子乃止泻要药，能分清利浊，用青盐水炒可去滑利之性以防伤阴耗气，茯苓、山药、炙甘草健脾助运，炒米(当以炒微黄、出香味为度)煮汤调服意在和胃，乌梅煎汤调服则有助收敛。

(三) 守阳护阴

小儿泄泻在临床较成人多见，且证候复杂、传变迅速。稚阴稚阳之体，最易耗伤气液，如久泻、寒泻易于伤阳，暴泻、热泻易于伤阴，甚至阴阳两伤或气脱液竭而亡。况久泻迁延，亦往往导致疳证。“凡泻不止精神好者，脾败也”，至虚有盛候，不能为“精神好”所惑，久泻必伤脾气，脾败木乘，虚风内动，则出现慢脾风，即陈氏所谓“非搐”；“吐泻而唇深红者，内热也”，为阴伤之候；“色若不退者死，面黑气喘者死。遗屎不禁者，肾气绝也”，脾阳困乏，累及肾阳，命火衰微，可见洞泄、滑泄之变证。陈氏擅用山药、肉豆蔻二味。山药甘平，既补脾气，又益脾阴，且兼涩性能止泻；肉豆蔻辛温，功能温中固涩，《本草纲目》谓其“暖脾胃，固大肠”，此二药用以守阳护阴，实为久泻之佳品。陈氏曰：“久泻不止，多属虚寒。宜参苓白术散，加豆蔻煨熟为丸，服之自止。”“久泻未止，将成疳者，参苓白术散加肉豆蔻煨，倍加怀山药，共为末。每日服之，则泄泻自止，津液自生，不致成疳矣。”

五、小儿腹痛证治心得

腹痛是小儿时期最常见的症状之一。引起腹痛的原因很多，几乎涉及各科疾病。既可以是腹内脏器病变，也可以是腹外病变；可以是器质性的，也可以是功能性的；可以是内科疾患，也可以是外科疾患，甚至最初为内科疾患，以后病情发展而以外科情况为主。而中医儿科临床常见的有小儿肠系膜淋巴结肿大等。

（一）概述

小儿肠系膜淋巴结肿大，常在上呼吸道感染或肠道感染中并发。临床表现为发热、腹痛、恶心、呕吐、腹泻、便秘等症状，以右下腹和脐周痛为最常见，常同时伴有脐周、上腹及右下腹压痛，易反复发作。小儿腹痛中，肠系膜淋巴结肿大发病率较高，占65.2%，近年来发病有增加趋势。以往所诊断的良性腹痛、婴幼儿肠痉挛等经超声诊断多属此范畴。

（二）小儿肠系膜淋巴结肿大典型的临床表现

典型表现为在上呼吸道感染后有咽痛、倦怠不适，继之发热、腹痛、呕吐，有时伴腹泻或便秘。约20%的患儿有颈部淋巴结肿大。腹痛是本病最早出现的症状，可发生在任何部位，但因病变主要侵袭末端回肠的一组淋巴结，故以右下腹常见，腹痛性质不固定，可表现为隐痛或痉挛性疼痛，在两次疼痛间隙患儿感觉较好。最敏感的触痛部位可能每次体查不一样，压痛部位靠近中线或偏高，不似急性阑尾炎时固定，并且程度较急性阑尾炎轻微，少有反跳痛及腹肌紧张。偶可在右下腹部扪及具有压痛的小结节样肿物，为肿大的肠系膜淋巴结。有些患儿可能并发肠梗阻，应注意观察。年龄较小患儿在临床上出现与阑尾炎相似的症状，但病情较轻，而无腹肌紧张者，应考虑急性肠系膜淋巴结炎。当患儿在临床上出现发热、腹痛、呕吐且伴有上呼吸道感染，或发生于肠道炎症之后，无腹肌紧张者应考虑急性肠系膜淋巴结炎。

（三）中医辨治要点

中医学将其归属为“腹痛”“瘰疬”“痰核”范畴，虞坚尔认为本病多因邪气侵犯肠道、脾失健运、气机不畅、痰湿内阻中焦所致，治以健脾助运、行气导滞、散结豁痰软坚为主。方药中多以玉屏风散、六君子汤益气健脾，其中伴有反复上呼吸道感染的小儿可用玉屏风散，既有炙黄芪、焦白术健运脾胃，又和防风益气固表以防外感，二陈汤化痰核，佛手、川楝子疏肝理气、止痛；鸡内金、焦山楂、炒谷芽祛瘀散结消食，蒲公英清热解毒、消肿散结；诸药合用共奏行气导滞、消积止痛、豁痰软坚之功，故临床疗效较佳。

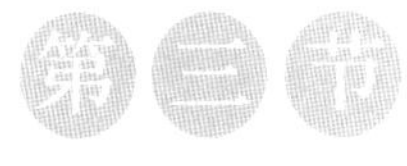

心肝系疾病

一、心肌炎证治心得

心肌炎是一种心肌局灶或弥漫性炎性病变，小儿心肌炎以病毒性心肌炎最为多见。病毒性心肌炎是由多种嗜心性病毒感染心肌后引起的以心肌局限或弥漫性炎性病变为主要表现的疾病。其主要的发病机制为病毒对心肌的直接损伤和病毒感染后的免疫损伤。病毒性心肌炎的临床症状轻重不一，轻者可无临床症状，重者如暴发性心肌炎可引起严重心律失常、急性心功能不全、心源性休克甚至死亡，少数患儿由于病毒感染和免疫炎症反应的持续存在，导致病程迁延，最终可发展为扩张型心肌病。西医目前对治疗该病尚无特效治疗方法，多以对症支持治疗为主。多年来，虞坚尔传承海派中医儿科学术思想，在治疗病毒性心肌炎方面积累了丰富的经验，提出以下重要观点，对于小儿病毒性心肌炎的中医药诊治有着重要的指导意义。

(一) 病毒性心肌炎辨识注意要点

1. **正虚为本，邪实为标**　病毒性心肌炎以外感风热、湿热邪毒为发病主因，瘀血、痰浊为主要病理产物，气阴耗伤、血脉受阻为主要病理变化。病变初期以邪实为主，恢复期以正虚为主，病情迁延者常虚实夹杂。

2. **首辨虚实，次别轻重**　小儿乃稚阴稚阳之体，既病亦实亦虚，且传变迅速。故辨证时首先辨明虚实，凡病程短暂，见胸闷胸痛、气短多痰，或恶心呕吐、腹痛腹泻、舌红、苔黄，属实证；病程长达数月，见心悸气短、神疲乏力、面白多汗、舌淡或偏红、舌光少苔，属虚证。

病毒感染是病毒性心肌炎发病的直接原因。“脉痹不已，复感外邪，内舍于心。”“温邪上受，首先犯肺，逆传心包。”说明其病因有明确的外邪入侵以及体内正气虚弱两方面因素。小儿病毒性心肌炎的发生，外感风热邪毒多从鼻咽而入，先犯肺卫；外感湿热邪毒多从口鼻而入，蕴郁于肠胃。继而邪毒由表入里，留而不去，内舍于心，导致心脉痹阻，心血运行不畅，或热毒之邪灼伤营阴，可致心之气阴亏虚。若原有素体阳气虚弱，病初即可出现心肾阳虚甚至心阳欲脱之危证。久病迁延不愈者，常因医治不当，如汗下太过，或疾病、药物损阴伤阳，气阴亏虚，心脉失养，出现以心悸为主的虚证，或者兼有瘀阻脉络的虚实夹杂证。

3. 要注意心外症状的表现 病毒性心肌炎以心外症状为主要表现时，胃肠道症状较突出，此时易误诊为胃炎、消化功能不良、胆道蛔虫症、急性胰腺炎或急腹症，且病情变化快，极易出现急性心功能不全和心源性休克，甚至猝死，病死率高。这些患儿往往有以下特点：① 病初不见典型的心肌炎临床表现；② 病程后期出现典型的心肌炎表现，如心悸、胸闷胸痛等；③ 病史相对较长，消化道症状持续存在，助消化治疗无效；④ 实验室检查特异性心肌酶 CK－MB 上升不明显，早期心电图、心脏彩超检查缺乏特异性改变；⑤ 营养心肌治疗后临床症状改善。

4. 扶正祛邪为治疗基本原则 病初邪毒犯心，祛邪为主，治以清热解毒、宁心安神；或湿热侵袭，治以清热化湿、宁心安神；恢复期正气损伤，扶正为要，气阴两伤者，治宜益气养阴、宁心安神；心阳虚弱者，治宜益气温阳、活血养心；病久痰瘀阻络者，宜瓜蒌薤白半夏汤合失笑散加减，行气豁痰、活血通络。

虞坚尔对小儿病毒性心肌炎的治疗提出：初期治肺，后期治心。治肺阶段，多用银翘散，后期则善用五参饮、四生汤。

（二）银翘散治疗小儿病毒性心肌炎早期

银翘散是治疗温病初起邪在卫分的代表方，其透邪之力介于辛凉轻剂桑菊饮、辛凉重剂白虎汤之间，故称之为辛凉平剂。

银翘散以金银花、连翘为君药，清凉宣透、清热解毒；配伍辛凉甘寒之薄荷、豆豉，加强疏散风热之力，少佐辛温之荆芥穗、淡豆豉，宣散表邪，共为臣药；另用牛蒡子、桔梗、甘草解毒利咽、宣肺止咳，淡竹叶、芦根甘凉轻清，清热生津以止渴，而为佐药；甘草尚可调和诸药，用以为使。其方特点以辛凉为主，而微兼辛温，既能加强透邪之功，又不违背辛凉之旨。全方具有清凉宣透、清热解毒之功，随证加减，可驱风热之邪，调和气血，畅行血脉，故可治疗风热犯心引起的小儿病毒性心肌炎。

（三）小儿病毒性心肌炎的治疗尤其重视正气的恢复，善用四生汤、五参饮

病毒性心肌炎的治疗，当通过辨证施治，辨明邪之多少，正气之虚实，风、热、痰、瘀，何者为主，脏腑虚实，何处为关键，既明确之，即果敢用药，虚者补之，实者泻之。同时注重整体观念，强调治病求本，阻止其发展成为慢性或迁延性病毒性

心肌炎。

虞坚尔治疗小儿病毒性心肌炎，尤其重视正气的恢复，善用四生汤，方以生黄芪、生地黄、生白术、生甘草。其中，生黄芪、生地黄二者为君，共奏益气养阴之效；生白术为臣，益气而助中州运化；生甘草为佐使之品。对于病毒性心肌炎后期气阴两伤者，可益气养阴，补气而不伤阴，屡用屡效。

五参饮最早出自《千金翼方》五参丸，由人参、沙参、玄参、丹参、苦参组成，原文主治"心虚热，不能饮食，食即呕逆，不欲闻人语"。虞常用党参代人参，以之加减治疗小儿病毒性心肌炎，党参益气，沙参、玄参养阴，丹参养血，充养心脉，阴阳气血并调，推动气血循行，苦参清热燥湿以清心之邪毒羁留。现代药理研究表明：苦参有抗心律失常作用，其具有一种非特异性"奎尼丁样"效应，即通过影响心肌细胞膜钾、钠离子传递系统，降低心肌应激性，延长绝对不应期，从而发挥抑制异位起搏点、抗心律失常的作用。

中医治疗小儿病毒性心肌炎虽有一定优势，但是仍存在若干问题尚待解决。① 中医辨证的规范化和指标客观化不够，给诊断和治疗带来一定难度。② 中医药对病毒性心肌炎的研究多局限于临床疗效的报道，缺乏严格的科研设计及实验研究的客观依据，许多临床报道缺乏对照或对照不合理，特别是一些关于经验方的报道，缺少可比性的数据和对照，没有统一严密的疗效观察指标，难以准确评价其疗效，从而降低了可信度。③ 中药汤剂存在口感不好、需煎熬服用、繁琐不便的不足。④ 中西医结合治疗方法的有机结合不够。在今后的研究工作中，应进一步加强对发病机制的探讨，注重制定严谨的科研设计方案，统一诊断及疗效评定指标，增强说服力。加强中药剂型改革，研制易被儿童接受、服用方便的剂型。促进规范化、合理化用药以及进一步开发中西医结合治疗病毒性心肌炎的方法是今后研究的重点。

二、小儿惊风证治心得

惊风是小儿常见的一种急重病证，临床以抽搐、昏迷为主要症状。惊风又是一种证候，可发生于多种疾病之中。西医学称为小儿惊厥，无明显季节性，1～5岁儿童多见，可发生于高热、中毒性细菌性疾病、乙型脑炎、脑膜炎、原发性癫痫等多种疾病中。惊风分为急惊风和慢惊风两大类。凡起病急暴，搐、搦、掣、颤、反、引、窜、视八候表现急速强劲，病性属实属阳属热者，为急惊风；起病缓，病久中虚，八候表现迟缓无力，病性属虚、属阴、属寒者，为慢惊风。慢惊风中若出现纯阴无阳的危重证候，称为慢脾风。虞坚尔传承海派徐氏儿科学术经验，传承钱乙、陈复正对惊风的认识，同时重视西医辨病、中医辨证中西医结合诊治该病。

（一）继承钱乙学术观点，急慢惊风分阴阳论治

小儿惊风，北宋以前都以惊痫并称，如《诸病源候论》《备急千金要方》《外台秘要》等古代医籍里，皆混为一证，分风痫、食痫、惊痫 3 种。直至宋初《太平圣惠方》才提出："小儿急惊风者，是由气血不和，夙风实热，为风邪所乘，入舍于心络之所致也……小儿慢惊风者，由哺乳不调，脏腑壅滞，内有积热，为风邪所伤，入舍于心之所致也。"其所论惊风显然急慢惊风不分，其慢惊风实仍为急惊风的成因。而钱乙明确指出：急惊风是因"小儿热痰客于心胃，因闻声非常，则动而惊搐矣。若热极，虽不因闻声及惊，亦自发搐"；而慢惊风是"因病后或吐泻，脾胃虚损""小儿伤于风冷，复以冷药治之，亦有诸吐利久不差者，脾虚生风"。说明急惊风是因外感风邪、内伤饮食、痰热内闭、暴受惊恐所致；慢惊风乃因病后或吐泻，气血亏虚，筋脉失养，脾虚生风。急慢惊风之成因截然不同。钱氏这一独创见解，发前人之未发，为后世对惊风分类和辨证提供了依据。

钱乙提出"凡急慢惊，阴阳异证"，因此"急惊合凉泻，慢惊合温补"，这是论治急慢惊风之准则。他告诫人们："治急慢惊，世人多用一药，有性温性凉，不可泛用，宜审别之。"

（二）传承陈复正对惊风的贡献

陈复正针对当时医家遇到小儿发热症状，无论外感内伤，统称为"惊风"，此种情景愈演愈烈。还有种种不能说通的名目，如"天吊惊""看地惊""潮热惊"和"膨胀惊"等，陈复正主张不用"惊风"之名，依其病因症状，分为误搐、类搐、非搐三种。他所说的误搐，就是伤寒病痉，类搐就是杂病致搐，非搐就是竭绝脱证。这就打乱了世传的"惊风"一说的体系，纠正了当时儿科对惊风的混乱现象。虞坚尔认为，陈复正在对小儿惊风症状的认识方面卓有成就，其学术观点非常值得研究，但其论述中某些观点有些矫枉过正，如"惊风"之名仍应保留。其诊断、治疗当详审，辨病与辨证相结合，探本求源，对证施治。

（三）重视西医辨病、中医辨证相结合

惊风辨治要以保护患儿生命为第一要务。惊风与现代许多疾病有关，如病毒性脑炎、化脓性脑炎、脑膜炎、高热惊厥、抽动障碍等。首先要根据不同的西医

诊断进行处理，同时进行中医辨证论治，中西医结合一起防治惊风。

病毒性脑炎缺乏特异性治疗，治疗原则包括：① 维持水、电解质平衡与合理营养供给。② 控制脑水肿和颅内高压。③ 控制惊厥发作及严重精神行为异常。④ 抗病毒药物，可酌情选用阿昔洛韦、干扰素、更昔洛韦、病毒唑等。化脓性脑膜炎宜及早合理使用有效的抗生素，应选择对病原菌敏感，且能较高浓度透过血脑屏障的药物，同时及时对症治疗，针对并发症治疗及合理使用肾上腺皮质激素。热性惊厥治疗原则为尽快控制惊厥，对症处理，同时及时明确病因，尽快针对病因处理。抽动障碍应采用药物治疗和心理治疗相结合的治疗原则。

在根据西医学进行诊治的同时，应进行中医辨证治疗，中西医结合防治惊风。中医诊治首分急惊风和慢惊风。急惊风来势急骤，以高热、抽风、昏迷为主要表现，痰、热、惊、风四证俱备。以豁痰、清热、熄风、镇惊为其基本治则。而痰有痰火、痰浊，热有表热、里热，风有外风、内风，惊有实证、虚证。因此豁痰有泻心涤痰、豁痰开窍的区别；清热有解肌透表、苦寒泻热的差异；治风有疏风和熄风的不同；镇惊有平肝镇惊、养血安神的区分。治疗中既要重视熄风镇惊，又不可忽视原发疾病的处理，分清标本缓急，辨证结合，辨病施治。慢惊风来势缓慢，抽搐无力，时作时止，反复难愈，常伴昏迷、瘫痪等症。治疗以补虚治本为主，临床常用治法有温中健脾、温阳逐寒、育阴潜阳、柔肝熄风等，若有虚中夹实者，宜攻补兼施，标本兼顾。

（四）治疗惊风，重视虚与痰的论治

治疗惊风，热易退，惊易止，风较易熄，惟痰极难除，再加上正气受伤，痰更加难去。首先是表现复杂，如有形之痰，表现为喉中痰声漉漉流，舌苔白腻等；无形之痰，表现为嗜睡，昏迷或精神、情志异常，或肢体运动障碍（恢复期则主要从气血亏损考虑）。其次是治法复杂，由于各有不同表现，从辨证论治出发，根据痰在不同部位，治疗亦应区别对等。常用的方法有宣肺化痰、通腑涤痰、开窍化痰、熄风化痰、清热化痰、导滞化痰、芳香泄浊化痰、通络化痰等。疾病后期多由痰瘀阻络所致，常用通络化痰，伍以滋阴化痰、健脾化痰等。痰难速化，通过观察与分析，“痰”与脑水肿密切相关，所以难求速效，但从痰论治仍不失为一种有效的方法，比单纯使用脱水、利尿剂要好。

总之，惊风诊治应坚持中西医结合原则，首先要采用必要的检查手段，明确西医诊断，以保护患儿生命为第一要务；其次，要结合中医辨证论治，针对痰、热、惊、风之不同，以及正气的强弱等不同施治。

三、小儿癫痫证治心得

癫痫是由多种原因引起的一种发作性脑功能障碍疾病，其特征是脑内神经元群反复发作性过度放电引起的突发性、一过性脑功能失常，临床出现运动、感觉、行为、知觉或意识方面的功能障碍。其表现与放电的部位、范围及强度有关，较为复杂，具有发作突然、持续短暂、恢复较快的特点，但可呈持续状态。相当于中医“痫病”“癫痫”“痫证”等范畴。对于小儿癫痫，当中西医结合，辨病与辨证结合进行治疗。

（一）癫痫的西医病因研究

癫痫的病因，西医认为该病是在遗传因素基础上，在获得性因素作用下，并有一定的促发因素而发生的。

1. 遗传因素　即对癫痫的遗传易感性，在小儿癫痫病因中起着重要作用。大量研究提示，癫痫性素质是常染色体显性遗传，在 5～15 岁外显率最高。

2. 获得性因素　① 脑部疾患：脑发育畸形、神经元移行障碍、脑积水等，中枢神经系统感染，如脑炎、脑膜炎、结核瘤、脑脓肿、宫内感染等，脑水肿，脑肿瘤，颅脑外伤，颅内出血、血管畸形、脑血管炎等；② 缺氧性疾病：窒息，休克，心、肺疾患，严重贫血，惊厥性脑损伤等；③ 代谢紊乱：先天性代谢异常，水、电解质紊乱，肝性脑病、肾性脑病，维生素缺乏症和依赖症等；④ 中毒性脑病：重金属中毒，药物、食物中毒，一氧化碳中毒等。

3. 促发因素　即诱发因素，部分癫痫发作可有明显的诱因，如：发热、过度换气、睡眠、情感、饥饿或过饱，以及视觉刺激、听觉刺激、前庭刺激、触觉或本体觉刺激等。

（二）癫痫发作较为复杂，须与多种疾病鉴别

癫痫发作可分为部分发作与全身发作两大类。发作有以下特点：一是发作性，即突然发作；二是阵发性，发作时间短暂。三是重复性，即反复发作。癫痫发作的表现形式多种多样。一个患者可以有多种发作形式。有些发作类型除了意识障碍外，可伴有幻觉、错觉、精神异常、记忆障碍等。有些则无意识丧失，仅表现为躯体局部的抽搐、感觉异常，甚至周期性、反复的头痛、腹痛等症状。少数病例仅在一定条件下，由视、听、嗅、精神刺激等因素诱发特殊形式的癫痫。癫痫发

作较为复杂，须与多种疾病鉴别。如① 癔症：多见于年长儿，与精神因素密切相关。癔症性昏厥多呈缓慢倒下，不受伤，面色无改变，瞳孔反射正常，发作后能记忆。癔症性抽搐杂乱无规律，不伴有意识丧失和二便失禁。发作与周围环境有关，常在引人注意的时间、地点发作，周围有人时发作加重。暗示疗法可终止其发作。脑电图正常。② 晕厥：是由于急性广泛性脑供血不足而突然发生的短暂的意识丧失状态。晕厥大多发生于立位时，很少发生于卧位；发生前有头晕、眼花、面色苍白、腹部不适等前驱症状；发生时一般是缓慢倒下，并伴有面色苍白、血压降低，脉搏慢而弱，无呼吸暂停，极少见抽搐；发生时脑电图主要为慢波，恢复后正常。③ 屏气发作：又称呼吸暂停症，是婴幼儿时期较常见的神经症。发作前多有诱因存在，患儿性格易激怒，较任性，可有家族史。严重的屏气发作过程是：哭喊之后呼吸暂停(呼气相)，继之面色青紫或苍白，短暂意识丧失，少数患儿可有角弓反张、强直抽搐或尿失禁。恢复呼吸后意识清醒。脑电图正常。发作多于6个月至2岁起病，3岁后发作逐渐减少，大多5岁前停止发作，且并不在睡眠中发生。④ 习惯性阴部摩擦：发作时两腿交叉内收或互相紧贴，全身用力眼发直，症状类似癫痫，但面色红润，神志始终清醒，脑电图正常。如转移注意力或强行改变体位可终止发作。

(三) 癫痫的中医病因病机研究

本病的致病因素有先天与后天之分，先天之因主要为胎中受惊，孕期调护失宜，后天之因不外乎顽痰内伏、暴受惊恐、惊风频发、颅脑外伤等。

痰之所生，常因小儿脾常不足，内伤积滞，水聚为痰，痰阻经络，上逆窍道，阻滞脏腑气机升降之路，清阳被蒙，窍闭神匿。儿在母腹之中，动静莫不随母，若母惊于外，则胎感于内。小儿神气怯弱，元气未充，尤多痰邪内伏，若乍见异物，卒闻异声，或不慎跌仆，暴受惊恐，可致气机逆乱，痰随气逆，蒙蔽清窍，阻滞经络。外感瘟疫邪毒，化热化火，火盛生风，风盛生痰，风火相煽，痰火交结，可发痫证。癫痫频作，未得根除，风邪与伏痰相搏，进而闭塞经络，扰乱神明。难产手术或颅脑外伤，血络受损，血溢络外，瘀血停积，脑窍不通，以致精明失主，昏乱不知人，筋脉失养，抽搐顿作。以上种种，风、惊、痰、瘀为患，皆可致痫。

(四) 癫痫的中西医结合治疗

小儿癫痫宜采用中西医结合治疗为主的综合疗法，控制发作，祛除病因。强调早期、长期规范化用药，抗癫痫药物用药剂量个体化。对西医治疗效果不佳，或不能耐受抗癫痫药的患儿，可采用中医辨证论治为主的综合疗法。

西医药物治疗的原则：① 明确诊断后应尽早给予抗癫痫药物，对首次发病者，可暂缓给药，但应密切观察。② 根据发作类型，参考药物副作用、患者依从性，正确选用抗癫痫药物。③ 尽量采用单药治疗，难治性癫痫，特别是多发作类型者也可联合用药。④ 用药应从小剂量开始，逐渐增加，直至达到有效血药浓度或临床控制发作。⑤ 视药物半衰期，保证规律服药，疗程一般保持在控制发作后2～4年。⑥ 停药前一般要有3～6个月，甚至1年的缓慢减量过程。⑦ 治疗过程中，尤其是用药初期，定期检查血、尿常规，肝肾功能、血药浓度监测等，以观察疗效和药物毒副作用。

中医治疗首先要辨明病因：癫痫的病因常有惊、风、痰、瘀等。惊痫发病前常有受惊病史，发作时多伴有惊叫、恐惧等精神症状；风痫多由外感发热诱发，发作时抽搐症状明显，或伴有发热；痰痫发作以神识异常为主，常有失神、摔倒、手中持物坠落等；瘀血痫常有明显的颅脑外伤史，头部疼痛位置或抽搐部位、动态较为固定。其次要辨虚实：癫痫实证主要责之于惊、痰、风、瘀等病理因素。癫痫虚证往往病史较长，病证以脾虚痰盛、脾肾两虚为主。脾虚痰盛者，表现癫痫反复发作，面色少华，神疲乏力，纳差便溏；脾肾两虚者，常伴智力迟钝，腰膝酸软，四肢不温等症。

中医治疗原则应分清标本虚实，实证以治标为主，着重豁痰熄风，镇惊开窍。惊痫者，治以镇惊安神；痰痫者，治以豁痰开窍；风痫者，治以熄风止痉；瘀血痫者，治以化瘀通窍。虚证以治本为重，或健脾化痰，或补益脾肾。癫痫持续状态，应采用中西药配合积极抢救。

（五）标本同治，扶正与驱邪兼顾

小儿癫痫应标本同治。肾为先天之本，患儿存在先天禀赋不足，且久病伤肾，肾水无法上行滋养肝阴，致肝肾阴虚，易致风动。临床上应用西药的同时及早添加补肝肾、填精髓的药物。脾为后天之本，患儿脾虚，运化乏力，水湿难化而痰湿内生，致该病缠绵难愈。故应扶正与驱邪兼顾，恢复期应祛痰熄风抗痫与健脾益肾增智并举。

四、多发性抽动症证治

多发性抽动症，又称抽动障碍，主要表现为反复的、不自主的、快速的一个部位或多部位肌群运动抽动或发声抽动，并常伴有情绪障碍及多动、强迫、注意力不集中等行为障碍。发病无季节性，常在2～12岁之间起病，近年发病率有上升趋势。本病病程持续时间较长，按临床表现，可归属于中医学“慢惊风”“抽搐”等范畴。虞坚尔认为，多发性抽动症为西医病名，机制上西医研究比较深入，治疗上中医则有一定益处，故应中西结合进行治疗。

（一）西医病因病理

本病的病因及发病机制比较复杂，目前尚无定论，一般认为是遗传、免疫、神经生化代谢异常、环境及社会心理等多因素相互作用引起的病症。① 遗传因素：研究发现单卵双生子同病率较高，另外患儿一、二级亲属中患病较正常人群多见，故认为遗传因素在本病的发病中起重要作用，方式是多种遗传组合形式。② 神经生化因素：经典研究认为，本病主要病理部位可能在纹状体多巴胺系统的靶细胞受体，发病机制可能为多巴胺活动过度或突触后多巴胺受体超敏；此外也与5-羟色胺、去甲肾上腺、氨基酸、γ氨基丁酸、内啡肽等功能失调有关。③ 免疫因素：近年研究证实，大约有11%患儿在感染链球菌6周后，会出现抽动症状明显加重的现象，故认为某些病原体感染或感染后炎症反应可能也参与了本病的发病。④ 社会心理因素：学业、家庭矛盾、伙伴等多种压力、应激引发的情绪波动亦能使本病症状加重。⑤ 其他因素如产伤、窒息、中毒、创伤、药物等，也可成为本病的促发因素。

（二）中医病因病机

中医认为，多发性抽动症多与先天禀赋不足、感受外邪、情志失调、饮食所伤及紧张劳倦等因素有关，病位主要在肝，与心、脾、肾密切相关。

本病病机为肝风痰火鼓动为患，属性有虚实之分，病初风火痰湿多实，病久易虚或虚实夹杂。肝主疏泄，性喜条达，体阴而用阳，通于春气。无论何因素，影响肝的功能，均可引动肝风而致抽动。若情志违和，或劳倦所伤，致肝失条畅，郁久化火，引动肝风；风盛生痰，风痰鼓动，上扰清窍，流窜经络，则见皱眉、眨眼、摇头、耸肩、肢体颤动等症；肝风痰火交炽，上扰心神，则见抽动、烦躁、呼叫、甚则秽语不由自主；感受外邪，肺气被郁，外风引动内风，发于口鼻而有异声；小儿脾常不足，饮食内伤，或久病体虚，脾失健运，痰浊内生，痰阻心窍，心神被蒙，则脾气乖戾，噘嘴、喉发异声；脾虚肝旺，肝气横逆则见腹部抽动，肌肉蠕动；小儿心气怯弱，易受惊扰，神不守舍，则见挤眉弄眼、睡眠不安；素体真阴不足，或久病及肾，肾阴亏虚，水不涵木，虚风内动，夹痰上扰，闭阻咽喉，则喉发异声，流涎摇头肢搐。

（三）中西医结合治疗

对于多发性抽动症，应采用中西结合进行治疗。

西医治疗原则采用药物治疗和心理治疗相结合的治疗原则。常用的治疗药物有氟哌啶醇、盐酸硫必利、盐酸利培酮、盐酸氟西汀、氯硝西泮、肌苷等对本病亦有一定控制作用。如合并其他精神障碍的患儿可采用相应的如抗抑郁、抗强迫等疗法。心理治疗则包括家庭治疗、认知疗法及行为治疗。目的在于让患儿及家长调整家庭关系，了解疾病的性质、症状及波动的原因，消除人际关系和环境中可能对症状的产生或维持有不良作用的因素，减轻患儿因抽动症状所激发的焦虑和抑郁情绪。此外，还应合理安排患儿日常的作息时间和活动内容，避免过度紧张和疲劳。

中医诊治宜辨证施治，以八纲辨证为主结合脏腑辨证，分清虚、实及所累及脏腑。临床起病较急、病程较短、抽动频繁有力者，属实，多由肝郁化火，或痰火扰心所致；而起病较缓、病程较长、抽动无力、时作时止者，属虚，或虚实夹杂，常由脾虚，或阴虚所致。治疗原则以平肝熄风为基本法则。气郁化火者，宜清肝泻火，熄风定搐；脾虚痰聚者，宜健脾化痰，平肝熄风；阴虚风动者，宜滋阴潜阳，柔肝熄风。同时可根据病情结合针灸、推拿等治疗。

五、多动症证治心得

多动症，又称“注意缺陷与多动障碍”“轻微脑功能障碍综合征”“儿童多动综合征”等，是儿童期常见的一种行为异常性疾患。以与年龄不相符的注意力涣散，情绪不稳，活动过多，自控能力差为主要临床特征，可伴有认知障碍和学习困难，但智力正常或基本正常。本病相当于中医学中的“脏躁”“健忘”“失聪”等范畴。多动症为西医病名，西医在病因病理上研究得比较深入，治疗上中医则有一定优势，宜中西医结合进行治疗。

（一）西医病因病理

本病确切的病因及发病机制至今尚无定论，目前认为是由多种因素协同作用造成的一种临床综合征。以下五方面原因起到非常重要的作用：① 轻微脑损伤：产前、围产期以及出生后各种因素所致的轻微脑损伤，不同程度地影响神经系统功能，但新近研究表明此比例并不高。② 遗传因素：家系调查及双生子研究发现，患儿的血缘兄妹中患多动症的数量明显高于非血缘者。单卵双生子的同病率较高，表明本病有遗传倾向，但目前具体遗传改变及遗传方式不详。③ 神经生化因素：儿茶酚胺通路的异常与本病发病有关，哌醋甲酯的研究提示，多巴胺是涉及的主要介质，5-羟色胺也与之密切相关。④ 神经生理因素：许多研究证实，中枢神经系统（主要是前额叶）的成熟延迟或大脑皮质的觉醒不足也是引发本病的因素，这与患儿症状随年龄增长而逐渐减轻的特征相吻合。⑤ 环境因素：有研究认为，食物过敏、食品添加剂、水杨酸盐类以及轻度铅中毒均会引起小儿的活动过多；此外，不良的社会、家庭环境和教育方式对本病亦有一定的影响，各种不良精神刺激、情绪紧张均可增加儿童多动症发病。

多动患儿易被影响的脑功能区域是前叶的多巴胺通路，用药可使基底节和中脑的血流增加，使运动区的血流减少而达到治疗目的；此外，多动患儿的神经内分泌与正常儿童相比亦有区别；其对刺激表现为觉醒水平不足；且他们的社会阈值比正常儿童高，导致其不易接受正性或负性强化等。这些神经生理、内分泌以及心理学因素共同影响多动的形成。

（二）中医病因病机

先天禀赋不足、后天调护不当、产伤外伤、情志失调及生长发育影响等均可导致小儿阴阳失于平衡，发为本病。

各种因素导致小儿阴阳平衡失调，阳动有余，阴静不足，是本病的主要发病机制。《素问·生气通天论》指出："阴平阳秘，精神乃治"，小儿"阳常有余，阴常不足"的生理病理特点，加之先天禀赋不足，或后天调护失宜，或他病所伤，较易造成阴津亏损的病理变化。"阴静阳躁"，阴不制阳，阳失制约则出现兴奋不宁，多动不安、急躁易怒的症状。有余为实，不足为虚，患儿虽貌似为多动不宁，但动作多无目的指向，且伴精神涣散、动作粗笨，故属本虚标实之证。

本病病位主要在心、肝、脾、肾。心为君主之官，"神明出焉"，若心之气阴不足，心失所养，可致神志飞扬不定、精神涣散、健忘迟钝等；肝主升发之气，若肝阴不足，肝阳偏亢，则冲动任性、性情执拗；肾为"作强之官，伎巧出焉"，肾气不足，髓海不充，则动作笨拙、学习困难；脾性静，藏意，若脾虚失养，则静谧不足，可见兴趣多变、言语冒失、健忘等症；脾虚肝旺，动静不能互制，又加重多动与冲动之证。

总之，本病的主要发病机制为脏腑功能不足，阴阳平衡失调，病在心、肝、脾、肾，阴虚为本，阳亢、痰浊、瘀血为标，属本虚标实之证。

（三）中医治疗

本病以八纲辨证为主，结合脏腑辨证，以明确病位。首先辨阴阳：阴静不足者，证见主动注意、自控制力差，情绪不稳；阳亢躁动者，证见动作过多，冲动任性，急躁易怒。其次辨脏腑：在心者，注意力不集中，情绪不稳定，多梦烦躁；在肝者，易于冲动，容易发怒，秽语等；在脾者，兴趣多变，做事有始无终，记忆力差；在肾者，学习成绩差，记忆力欠佳，或有遗尿、腰酸乏力等。治疗原则以调和阴阳为主。实则泻之，虚则补之，虚实夹杂者治以攻补兼施，标本兼顾。肾虚肝亢者，治宜滋阴潜阳，宁神益智，方以杞菊地黄丸加减。心脾两虚者，治宜健脾益气，养心安神，方以养心汤合甘麦大枣汤加减。痰火内扰者治宜清热涤痰，安神定志，方以黄连温胆汤加减。

（四）多动症的治疗以调和阴阳为治疗原则

多动症的治疗应谨守“实则泻之，虚则补之”的原则，以调和阴阳为治疗原则。从治肾为本，兼以平肝、清心、健脾、安神益智、祛痰化瘀、标本同治，调整内脏功能，平衡阴阳，消除症状。初期实证多见，病位主要在心肝，病久则虚证多见，病位主要在脾肾，其中情志因素是重要的致病原因，可贯穿疾病始终。七情之过，首害气机，肝主疏泄为气机之枢，对情志起重要的疏泄调节作用。肝气调达，气贯全身，全身舒畅；肝气郁结，则烦急，易激惹，冲动任性。久之则肝之阴阳失调，疾病乃生。又由于小儿“心常有余”，心为火脏，火性属阳，其性炎上，亢奋易动，小儿生机旺盛，心火易亢，加之五志过极，易从火化，伤及心阴，出现心火有余，心阴不足，心神受扰，神不守舍，注意力不集中，多动不宁之症。

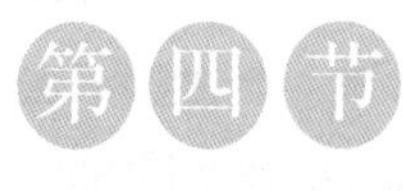

肾系疾病

一、小儿血尿辨治心得

血尿是指尿中红细胞排泄异常增多，是儿童肾系疾病常见临床症状之一。

轻者仅镜下发现红细胞增多，称为镜下血尿；重者外观呈洗肉水样或含有血凝块，称为肉眼血尿。通常每升尿液中有 1 mL 血液时即肉眼可见，尿呈红色或呈洗肉水样。离心沉淀尿中每高倍镜视野≥3 个红细胞，或非离心尿液超过 1 个，或 12 小时尿沉渣计数超过 50 万，均示尿液中红细胞异常增多，则称为血尿。西医学中许多疾病均可出现血尿，中医学中则属于“尿血”范畴。虞坚尔提倡中西医结合治疗血尿。

（一）要及时明确血尿西医诊断

血尿在许多疾病均可出现，需要明确诊断：全身性疾病、泌尿系统疾病、原发性疾病、继发性疾病、肾小球疾病、非肾小球疾病等。如全身性疾病：出血性疾病、败血症、维生素 C 及维生素 K 缺乏、高钙尿症、新生儿出血症等；泌尿系统结石：其中包括肾、输尿管、膀胱或尿道结石；泌尿生殖系统感染：如肾盂肾炎、肾结核、膀胱尿道炎、前列腺炎等；原发性肾炎：包括急慢性肾炎、局灶性肾炎、良性急性出血性肾炎等；继发性肾炎：紫癜性肾炎、狼疮性肾炎、IgA 肾病；泌尿生殖系肿瘤：肾肿瘤、输尿管肿瘤、膀胱肿瘤、前列腺肿瘤等；其他泌尿系疾病：如肾下垂、游走肾、先天性多囊肾等；泌尿系损伤：各种化学物品或药品对肾脏的损害、磺胺类药物所致血尿等。总之，首先要明确西医诊断。

（二）提倡从火、气、血三个层面来治疗尿血

虞坚尔提倡中医治疗从火、气、血三个层面来治疗尿血。应针对各种血证的病因病机及损伤脏腑的不同，结合证候虚实及病情轻重而辨证论治。《景岳全书·血证》曰：“凡治血证，须知其要，而血动之由，惟火惟气耳。故察火者但察其有火无火，察气者但察其气虚气实。知此四者而得其所以，则治血之法无余义矣。”概而言之，对血证的治疗可归纳为治火、治气、治血三个原则。

治火：火热熏灼，损伤脉络，是血证最常见的病机，应根据证候虚实的不同，实火当清热泻火，虚火当滋阴降火。并应结合受病脏腑的不同，分别选用适当的方药。

治气：气为血帅，气能统血，血与气密切相关，故《医贯·血症论》说：“血随乎气，治血必先理气。”对实证当清气降气，虚证当补气益气。

治血：《血证论·吐血》说：“存得一分血，便保得一分命。”要达到治血的目的，最主要的是根据各种证候的病因病机进行辨证论治，其中包括适当地选用凉血止血、收敛止血或活血止血的方药。

(三) 单纯性血尿的中医治疗

西医对单纯性血尿的患者，一般无特殊治疗，患者以保养为主，避免感冒、劳累。对有病灶者可祛除病灶，勿用肾毒性药物，以免加重肾损害。常用止血药一般无效。也不主张用糖皮质激素和细胞毒类药物。中医治病长于辨证施治，不受病理检查限制，对单纯性血尿在治疗上有一定优势。如对该病在无明显症状和体征可寻的情况下，可从整体出发，根据患者的面唇舌色、口味喜恶、二便相关性、病史和用药史、脉象等及尿常规、尿中纤维蛋白降解产物(FDP)、血浆白蛋白等检测指标，结合中医对肾性血尿、蛋白尿的病机认识来进行辨证。还可结合微观辨证，如尿色鲜红为火盛迫血，尿色淡红为气不摄血，尿中央有血丝血块为瘀血内阻，尿混浊为湿热之证，病程长者多虚，病程短者多实，苔厚腻者为湿证，苔少舌红者为阴虚证等。

从病机而论：肾性血尿的形成多由热扰血分，伤及脉络而成，或阴虚火旺，迫血妄行；或脾肾气虚，脾不统血，血溢脉外；或久病气阴两虚，瘀血阻络，血不循经。常用治疗大法为健脾、益肾、固摄、利湿、活血等。临床常按以下分型论治。

1. **下焦热盛证** 宜清热泻火，凉血止血，用小蓟饮子加减，药用生地黄、小蓟、滑石、通草、炒蒲黄、淡竹叶、藕节、当归、炒栀子等。

2. **阴虚火旺证** 宜滋阴降火，凉血止血，用知柏地黄汤加减，药用知母、黄柏、生地黄、山茱萸、泽泻、牡丹皮、茯苓、墨旱莲、大蓟、藕节、蒲黄。

3. **脾气虚弱证** 宜补脾摄血，用归脾汤加减，药用黄芪、白术、茯苓、人参、龙眼肉、炒酸枣仁、木香、当归、远志、甘草。

4. **瘀血阻络证** 宜活血通络，用血府逐瘀汤加减，药用桃仁、红花、当归、生地黄、川芎、赤芍、牛膝、桔梗、柴胡、枳壳、甘草。

二、肾病综合征辨治经验

小儿原发性肾病综合征系由原发性肾小球疾病引起，其发病机制目前尚未完全明了，临床以大量蛋白尿、低蛋白血症、高脂血症及明显的水肿为特征。根据不同临床合并症状、肾脏组织活检、激素治疗效果，各有其不同的划分。中医并无肾病综合征这一病名，但据其临床表现将其归属于“水肿”范畴。

(一) 肾病综合征发病机制

小儿体质稚阴稚阳，肺、脾、肾常不足，肺失宣肃，脾失健运，肾不主水，则水湿内停，气机受阻；气血瘀滞，瘀阻经络，则发为水肿。湿瘀胶着，缠绵难愈，故其主要病机为本虚标实，肺脾肾虚、水停、血瘀。本病根本在于脾肾亏虚，先天肾精、肾气不足致肾中阴阳失调，后天脾运失调致运化水湿之力不足。同时，湿热、湿毒、痰浊、瘀血相互纠结，风邪劳倦为其诱因。

（二）肾病综合征复发机制

复发为本病的一大特点，西医研究其复发原因首要是感染，其次为激素治疗不规范、持续的高凝状态、特应性体质及精神饮食等因素。虞坚尔认为复发的关键在于正气的不足，肺、脾、肾不足是其复发的主要内因，提出健脾补肺益肾是肾病综合征缓解期的主要治疗方法。同时与痰浊、湿热、血瘀等伏留体内密切相关，因此缓解期的治疗在扶正的同时亦不要忘了祛邪。

（三）提倡中西医结合治疗

单纯中医治疗肾病综合征虽然是有效的，也确能部分逆转肾病的某些病理途径，但缓解率不满意，而单纯西药治疗其复发率高，副作用大。大量临床研究表明，中西医结合治疗的缓解率优于中西医分别治疗的缓解率，是目前公认的理想治疗方案。

虞坚尔提出分五期分阶段治疗肾病综合征。

1. **水肿初期** 颜面水肿明显、尿少、蛋白尿持续，治疗重在健脾助运，宣肺利水。处方可选麻黄连翘赤小豆汤加减等。

2. **水肿极期** 水肿明显、尿少、蛋白尿持续，此时多为应用激素的早期，中医治疗重在温肾健脾，利水消肿。处方多选黄芪防己汤、五苓散、五皮饮、真武汤等加减。

3. **水肿消退期** 水肿消退，出现手足心热、烦躁等症状，此时多为激素应用的中期，中医采用健脾益气、滋阴清热法，处方选用六味地黄汤、异功散加减。

4. **激素应用的后期（包括激素的减量及维持量阶段）** 即尿蛋白转阴，激素开始减量，此时渐渐出现肾阳虚症状，采用健脾益气、补肾助阳法，在中期药物基础上渐加入淫羊藿、仙茅、熟地黄、金樱子等。

5. **恢复期（巩固疗效期）** 此时泼尼松减至很小剂量或已停服，重点应为巩固疗效，防止复发，可少量长期服用四君子汤、六君子汤、玉屏风散等。

随着激素应用时间及量的不同，其副作用所致的临床症状不同，辨证分型也就不同。在激素早期足量应用时，往往表现为阴虚火旺证，治宜滋阴降火，方如知柏地黄丸等；在激素开始撤减时，机体处于激素相对缺乏状态，患儿表现为阳虚证，此期治疗既要温阳，更要“从阴中求阳”，滋阴温肾相结合，以六味地黄丸加仙茅、淫羊藿等，方能取得较好的疗效。

三、紫癜肾证治心得

过敏性紫癜是一种以小血管炎为主要病变的全身性血管炎综合征，以皮肤紫癜、消化道黏膜出血、关节肿痛和肾脏损伤（血尿、蛋白尿等）为主要临床表现，其所引起的肾脏损害称为紫癜性肾炎。紫癜性肾炎根据其临床表现在紫癜阶段属于中医学“发斑”“斑疹”“葡萄疫”范畴，当伴随肾脏损害时，则与中医学中“水肿”“血证”等相关。

（一）将紫癜性肾炎病因病机概括为“湿”“热”“毒”“虚”“瘀”五个方面

虞坚尔将紫癜性肾炎病因病机概括为“湿”“热”“毒”“虚”“瘀”五个方面，五者既可单独存在，又可互相转化或兼夹为病，而本虚标实是导致疾病复发和病程迁延的主要因素。

1. 湿 湿是紫癜性肾炎的常见病因。湿为阴邪，其性趋下，易袭阴位，其性重浊，易阻遏气机，损伤阳气。从其发病的部位看，紫癜性肾炎的主要病位在肾和膀胱，常表现为肉眼或镜下血尿、蛋白尿、水肿，这均与湿的性质相一致。多由于患儿饮食不节，过食辛辣刺激、肥甘厚味之品，食之不化而成湿，或患儿素体脾虚，运化失司，水谷不化津液，反化为水湿。湿热互结，熏发于肌肤，血液外溢而成紫癜；阻滞脏腑气机运行或聚于关节则引起腹痛、关节肿痛；下行注于膀胱则出现血尿、蛋白尿。

2. 热 热邪是紫癜性肾炎的另一主要病因。正如李用梓在《证治汇补》里所说“热极沸腾发为斑……热则伤血，血热不散，里实表虚，出于皮肤而为斑”，明确说明斑的发生是由于热邪郁于皮肤，与气血相搏，血行失常，溢于脉外而发。过敏性紫癜的主要病机为热邪迫血妄行，其热邪可由感受风热之邪，从口鼻而入，客于咽喉，侵犯于肺，借肺通百脉，内窜营血或热邪炽盛后化为毒邪，迫血妄行，血不循常道，致血溢脉外，渗于皮下，发为紫癜，邪重者还可伤及阴络，出现血尿。热邪也可由内而生，常因脏腑阴阳气血失调，阳气亢盛而成，多因患儿素体心脾气血不足，肾阴亏损，虚火上炎，血不归经引起。从西医学看，感染往往是诱发或加重紫癜性肾炎的主要因素，患儿常见咽红、咽痛、咳嗽、舌质红、苔黄等症状，也符合中医风热、血热的特点。总之，“热”贯穿于紫癜性肾炎整个病理过程中，初期为风热之邪外袭，中期为热毒动血，后期则为阴虚火旺之象。

3. 毒　这里的“毒”包含内外两层含义，既指六淫之邪，又指内生之“毒”。致病的毒热之邪，包括了外感风热之邪、湿热之邪，或恣食辛辣肥甘所产生的热毒之邪等实邪。小儿外感时令之邪，六气皆易从火化，由表入里，加之小儿体禀“纯阳”，阳常有余，阴常不足，更易耗气伤阴，出现阴虚火旺或气阴不足之证。内外合邪，扰动血络，可致热毒壅盛，血热内炽，迫血妄行，血液溢于脉外，而见较密集、鲜红或紫红色的皮肤紫癜，并伴便血、尿血等症。

4. 虚　本虚为发病之本，与体质密切相关。《素问·评热病论》曰：“邪之所凑，其气必虚。”《灵枢·百病始生》更进一步指出：“风雨寒热不得虚，邪不能独伤人，卒然逢疾风暴雨而不病者，盖无虚，故邪不能独伤人。此必因虚邪之风，与其身形，两虚相得，乃客其形。”正所谓“正气存内，邪不可干”。虞坚尔论治疾病必求于本，认为先天不足、后天失养是本病发病的内在因素。小儿的体质特点是脏腑娇嫩，形气未充；生机蓬勃，发育迅速。临床患儿以偏气虚体质较多见，《灵枢·五变》云：“肉不坚，腠理疏，则善病风。”如肺脾气虚，藩篱疏漏，守护无权，外邪乘虚而入，又小儿为纯阳之体，外邪入里，易趋热化，“血受寒则凝，受热则行”，血热妄行，外溢肌肤，内迫胃肠，流注关节，甚则及肾而发为本病。体质因素在一定程度上成为决定对致病邪气易感性的内在因素，同时决定了病变类型的倾向性，亦可影响疾病的传变与转归。

5. 瘀　瘀血阻滞是紫癜性肾炎固有的病机。瘀血是该病的病理产物，亦是该病的病因。紫癜性肾炎的病理演变过程以出血为先，因出血而成瘀，瘀可加重出血。几乎所有紫癜性肾炎患儿均表现为出血，内出血必留瘀，瘀血阻络，妨碍气血运行，新血不能归经而外溢肌肤，形成紫斑。若发于经络脏腑之间，则周身作痛、腹痛阵作，以其阻塞气之往来，故滞碍而痛，所谓痛则不通也。《血证论》也有“瘀血化水，亦发水肿”的论述，血瘀内阻，阻碍三焦水道的正常运行，致使精微不能循行常道而外泄以致形成蛋白尿。如若久病伤络，气机阻滞，结于肾与膀胱，而至瘀血内阻，则可加重尿血、水肿的情况。本病多由外感风湿热之邪，内伤血络，迫血妄行，血溢脉外则成瘀血，久则损及脾肾而成虚实夹杂之证。

（二）紫癜性肾炎的中医治疗原则

紫癜性肾炎治疗上应以扶正、祛湿、清热、解毒、化瘀为治疗大法，并贯穿始终。根据疾病发展阶段不同，早期治以清热解毒，方以银翘散合清营汤加减，常用药物有：金银花、连翘、生地黄、蒲公英、黄芩等。中期佐以滋阴凉血，方以犀角地黄汤加减，常用药物有：犀角（以水牛角代）、牡丹皮、生地黄、赤芍等。后期病情迁延，临床多表现脾肾气阴两虚，治疗辅以益气摄血，方以归脾汤加减，常用药物有：党参、白术、茯苓、甘草、黄芪、当归、仙鹤草等。

（三）清热解毒是治疗紫癜性肾炎的重要法则

阳常有余，阴常不足，外邪入里易于化火而成实证、热证。过敏性紫癜患儿发病初期常有外感发热病史，突发高热，烦躁口渴，面赤唇红，尿赤便结，舌红、苔黄，脉数有力等症，继之出现皮疹、瘀点及瘀斑，属热毒发斑。所以在初期，虞坚尔往往采用清热解毒法治疗，认为这些药物具有抗菌、抗病毒及清除抗原和免疫抑制的作用。而在中、后期往往有伏火潜藏于内，故亦常在辨证治疗的基础上酌加清热解毒之品。

（四）活血化瘀是治疗紫癜性肾炎的基本法则

瘀血阻滞贯穿于紫癜性肾炎的始终。中医学认为离经之血谓之“瘀血”，出血和瘀血常同时并存且相互影响，瘀血不去则新血不生，血不归经致出血不止，因此在治疗上必先以祛瘀为要，且不可“见血止血”，当以化瘀、止血两者相结合。西医学认为本病的病理改变主要是抗原抗体复合物损伤血管内膜，使毛细血管通透性增高，血管损伤，释放出凝血活性物质，发生血管内凝血，特别是重型病例，血液呈显著的高凝状态，其病理特点是免疫荧光检查见系膜区以 IgA 沉积为主，光镜下表现为系膜增生、增宽，伴有纤维素沉着，这种系膜增生可以是局灶增生或者是弥漫增生，或者是局灶加重，或者伴有局灶节段性毛细血管袢坏死，或者伴有新月体形成及血栓形成。故在湿、热、毒、虚、瘀五者中，瘀血占有非常重要的位置，在紫癜性肾炎的辨证治疗中必须给予足够的认识。常用治疗药物有：当归、川芎、丹参、红花、赤芍等，现代研究认为，这些药物可改善毛细血管脆性、改善微循环、改善血液物理化学特性、调节免疫功能且具有抗炎作用，可以增加肾脏血流量，改善肾小球基底膜的通透性。

（五）清热利湿是治疗紫癜性肾炎的常用法则

虞坚尔在临床工作中发现，随着患儿病情的控制，皮肤紫癜、蛋白尿和浮肿等症状会逐渐消退，而血尿往往持续时间长，通过反复实践发现在清热、化瘀的同时加入清热利湿药常能达到事半功倍的效果。因湿热之邪攻击的部位不同，如可伤及皮肤、咽喉，阻于中焦，下注膀胱等；又依据湿邪、热邪感邪轻重不同，可将湿热之证分为湿重于热，热重于湿和湿热并重，故在临床用药期间应整体评定患儿病情。另外从现代血液流变学角度来看，湿邪较重的患儿，其血液黏稠度亦较高，以致肾血管微循环血流减慢，使机体新陈代谢和排泄毒物的水平降低，可造成局部炎症反复不愈，肾小球基质细胞成分增生。

紫癜性肾炎患者多为热盛或阴虚之体，外邪随风而入，易从阳化热而见热毒瘀盛之证，故在每个阶段的治疗之中，均可加入祛风清热解毒之品，如僵蚕、蝉蜕、金银花、连翘、蒲公英、白花蛇舌草。针对临床症状，皮肤紫癜伴皮肤瘙痒者加地肤子，重用白鲜皮；腹痛加白芍、甘草、延胡索；关节痛加用牛膝、豨莶草、伸筋草；尿血多重用白茅根、侧柏炭、地榆炭、小蓟、槐花、三七、茜草、蒲黄、仙鹤草；尿蛋白加石韦、玉米须、泽泻。尿检见白细胞、脓细胞，常配伍车前草、鱼腥草、白茅根、黄柏、六一散等清热利湿药；部分患儿停用激素后会出现脾肾阳虚的表现，治宜温脾助阳，适当选加山药、补骨脂、芡实、金樱子等。临床还常根据皮质醇含量测定观察小儿肾上腺功能，判断肾阳虚的程度，以加减温阳药的用量。

四、鞘膜积液辨治心得

鞘膜积液是儿科临床上较常见的一种疾病，属中医学"水疝"范畴。睾丸鞘膜积液是儿科常见疾病，以患侧睾丸肿胀、阴囊偏坠、无痛感、用手电筒照射肿物可透光为特征，是睾丸鞘膜囊内液体积聚过多而形成的囊性病变。由于腹鞘膜突在出生前后未能闭合而形成的鞘膜腔，导致液体积聚、扩张而形成梨形的腔囊。部分先天性鞘膜积液患者因鞘膜腔与腹膜腔之间有相通的管道而形成交通型的鞘膜积液，表现为液体能随体位的改变在鞘膜腔内来回流动，临床常出现阴囊时大时小的变化。长期慢性鞘膜积液因张力大而对睾丸的血运和温度调节产生不利影响，严重的可能引起睾丸萎缩，如果积液严重，影响双侧睾丸，很可能影响患儿将来的生育能力。对于小儿鞘膜积液，应该及早治疗。

(一) 鞘膜积液基本病因病机在于本虚标实

鞘膜积液基本病因病机在于本虚标实，而其病变主要与肾、肝、脾三脏有关，虚则责之脾肾，实则多在肝。小儿脏腑娇嫩，形气未充，脾常不足，肾常虚，先后天不足，寒湿之邪乘虚而入，羁留鞘膜局部，发为本病。该病病位虽在肝肾，但病源在脾，多因脾虚健运失司，水湿内生，进而影响肝的疏泄，或肾阳不足，气化失司，或寒湿内侵，留滞厥阴肝经，使水湿下流停滞肝脉而成水疝之症。

(二) 鞘膜积液辨治重视肝脾

《儒门事亲》称水疝为:“其状肾囊肿痛,阴汗时出,或囊肿而状如水晶。得于饮水醉酒,使内过劳,汗出而与风寒湿之气,聚于囊中,故水多,令人为卒疝,宜以逐水之剂下之。”这段话描述了“水疝”的症状,提出了治疗方法为逐水利湿。本病主要是寒、湿二邪所致,故治疗上着重温阳化气利水。

鞘膜积液辨治当重视肝脾。首先,先天不足可借后天脾胃运化之力而得助,且本病之小儿多为正气不足,脾虚运化水湿不力而致。而脾胃运化正常则肾精肾气亦可得助而得充盛,肾主水之功能得复;脾胃运化水湿亦可使得局部水湿得化,而使机体得愈。其次,该病病变之部位为肝经所属,肝的疏泄功能不畅与其发病有很大关系。肝疏泄功能得复,不仅有助于脾的运化,而且对于肾精肾气的充盛亦有很大帮助。

(三) 肝脾同调治水疝

虞坚尔多用四君子汤合戊己丸加减治疗小儿鞘膜积液,以四君子汤益气健脾,白芍柔肝疏肝,川楝子行气止痛,车前子利水,使水有去路,合而用之,取其以子治子之意,虞坚尔多以黄芩代黄连以防其过于苦寒伤脾胃。从治疗结果看,年龄越小,积液越少,疗效越好,疗程越短。

五、小儿遗尿证治心得

遗尿又称尿床,是指 5 周岁以上小儿不能自主控制排尿,经常睡中小便自遗,醒后方觉的一种疾病。多见于 10 岁以下的儿童,常有家族史。该症随年龄增大有自愈倾向,仅 3%患儿至 18 岁仍有遗尿。临床分原发性遗尿和继发性遗尿两种,原发性遗尿较多见,多为功能性;继发性遗尿多伴有全身或肾系疾患。小儿睡中遗尿,多见于夜间熟睡之时,也可见于白天睡眠之中。轻者数日一次,重者每日必遗或一夜数次。持续时间长短不一,可呈一时性,亦可持续数日,或数月后消失,而后又反复出现。患儿多伴神疲乏力,面色苍白或萎黄,食欲不振,腰膝酸软等症。

(一) 病因病机

本病的病因主要是肺、脾、肾的不足和肝经湿热。其病机主要是肾和膀胱的气化功能失常,与肺脾的宣散转输和肝的疏泄密切相关。首先,最常见的是下元虚寒。小便的排泄与贮存，全赖于肾阳之温养气化。若先天不足，或后天失调，致小儿肾气不足，下元虚冷，不能温养膀胱，膀胱气化功能失调，闭藏失职，发为遗尿。其次，肺脾气虚亦不少。肺主一身之气，为水之上源，有通调水道、下输膀胱的功能。脾主运化，性喜燥恶湿而治水。若素体虚弱，或大病久病之后，肺气虚弱，治节不行，气虚下陷，决渎失司，膀胱不约；脾气虚弱，运化失职，上不能输布津液，下不能制约膀胱；上虚不能治下，下虚不能上承，致使无权约束水道，则小便自遗。第三，肝经湿热也会引起遗尿。肝主疏泄，调畅气机，通利三焦，疏通水道。若肝经湿热郁结，热郁化火，迫注膀胱而致遗尿。此外，尚需注意不良习惯和其他因素所致。

（二）治疗重视肺、脾、肾三脏的不足

虞坚尔治疗遗尿，在辨证论治的基础上尤其重视肺、脾、肾三脏的不足。首先是肾虚不固。肾为先天之本，封藏之本，主水液，司二便；膀胱为州都之官，津液藏焉，与肾相表里。肾气充足，固摄有权，膀胱可得肾阳之温煦，方能气化津液，开阖有度，尿液可得以约束。小儿脏腑娇嫩，形气未充，常处于“肾常不足”的生理状态，或病后失于调摄，导致肾气不足，固摄失权，则膀胱失于温煦，气化失司而出现遗尿。《张氏医通·遗尿》中云：“膀胱者，州都之官，津液藏焉。卧则阳气内收，肾与膀胱之气虚寒，不能约制，入睡中遗尿。”体现了遗尿与小儿肾虚不固密切相关。其次是脾虚。脾为后天之本，气血生化之源，运化水谷精微；肾为先天之本，主水液，司二便。小儿脏腑娇嫩，形气未充，为稚阴稚阳之体，处于“脾常不足，肾常虚”的生理状态。若乳食不 节，或病后失养，则导致脾失健运，水谷精微失于布散，中焦气机升降功能失调，气血生化失常，气不摄津而致遗尿；若小儿先天不足，时受惊恐，惊恐伤肾，则肾失固摄而致遗尿。由肾虚致脾虚，肾脾同病，或由脾虚致肾虚，脾肾同病，两者互相影响，并强调脾肾因素在导致小儿遗尿的诸多因素中的重要地位。第三是肺气虚。肺为水之上源，主宣发肃降，通调水道，下输膀胱，推动并调节全身水液的输布和排泄。若肺宣发肃降功能失常，则水液代谢紊乱，影响膀胱对尿液的贮存和排泄功能，膀胱失司，则导致遗尿发生。即所谓“上虚不能制下”，如《杂病源流犀烛》中云：“缘肺主气，以下降生水，输于膀胱，肺不能为气化之主，故溺不禁也。”五行理论中，肺为脾之子，小儿脏腑娇嫩，肺常不足，卫外不固，故易于感受外邪。若小儿反复感邪，久病失摄，子病及母，肺病引起脾虚，脾气不足，则上无以布津于肺，下不能制水于肾，气不摄津，则尿液约束无权，导致遗尿。

（三）西医病因病理

小儿遗尿是由于神经发育尚未成熟，大脑皮质或皮质下中枢的功能失调，或为膀胱脊髓神经支配的兴奋性发生变化所致。

原发性遗尿多属功能性，常见原因为精神因素，如惊吓、过度疲劳、骤然更换居住环境、父母教养方法不当等。遗尿与隐性脊柱裂可能有一定关系。此外，还有由全身性或泌尿系统疾病如糖尿病、尿崩症，或智力低下、神经精神创伤、泌尿道畸形、感染等引起的继发性遗尿。

（四）中医治疗

本病治疗主要需辨别寒热虚实。寒证多虚，热证多实。虚证主要为肾气不足，下元虚寒，伴见小便清长，形寒肢冷；以及肺脾气虚，膀胱失约，伴见神疲乏力，气短懒言，食欲不振，大便溏薄。实证多为肝经湿热，伴见性情急躁，夜间呓语。以固涩止遗为治疗总则。下元虚寒者，治以温补肾阳，可用菟丝子散加减。伴有痰湿内蕴，呼之不醒者，加胆南星、半夏、石菖蒲、远志以化痰浊，开窍醒神；若纳差，便溏者，加党参、白术、茯苓、山楂健脾和中助运。脾肺气虚者，治以益气健脾，可用补中益气汤合缩泉丸加减。困睡不醒者，加石菖蒲、远志、郁金、半夏化痰开窍。大便稀溏者，加炮姜温脾去寒。肝经湿热者，治以清肝清泻热，可用龙胆泻肝汤加减。夜卧不宁者，加黄连、灯心草清心安神。困睡不醒者，加郁金、石菖蒲、远志清心开窍。

对除尿床外，别无其他任何症状的患儿，主要是加强教育，改善不良习惯。若因白天嬉戏过度，困睡呼之不醒者，应注意生活调节，避免过度疲劳。因蛲虫感染刺激所致者，针对病因加以治疗。

六、性早熟辨治经验

性早熟是以青春期提前启动，第二性征提前出现为主要临床表现的疾病。指男童在9岁前，女童在8岁前呈现第二性征。按发病机制和临床表现分为中枢性（促性腺激素释放激素依赖性）性早熟和外周性（非促性腺激素释放激素依赖性）性早熟。我国儿童性早熟发病率约为1%，在某些经济发达的城市约为3%。由于中枢性性早熟时骨成熟加速、长骨骨骺提前愈合，患儿成年身高较正常人矮，性发育提前，月经发生过早，给患儿及家庭带来一定的社会心理压力，不利于患儿的成长。因此，性早熟已日益引起各界的关注，成为公共卫生问题，提高本病的防治水平已成为儿科学界的重要课题。

目前西医治疗以促性腺激素释放激素拟似剂疗效最佳，是治疗中枢性性早熟的首选药物，而对外周性性早熟和部分性性早熟无效，且费用昂贵，应用受到限制。而中药治疗小儿性早熟疗效确切，副作用小，且在价格方面有长足的优势，故越来越受到人们的重视。

儿童性早熟的发病与先后天多种因素相关，其关键病机不外两个方面：一是患儿的体质因素；二则在于肾阴虚，相火旺。阴阳失调，肾阴亏损，相火偏旺，从西医学角度考虑则主要在于由于先天及后天各方面的因素影响，导致围绕下丘脑-垂体-性腺轴的提前启动，从而青春发育提前。

（一）性早熟的发病和小儿体质特点的关系

中医体质学说以中医理论为主导，研究人类各种体质特征、体质类型的生理病理特点，并以此分析疾病的反应状态、病变性质及发展趋向，从而指导疾病预防和治疗。小儿体质状况是其发病的基础，也是疾病发生的内在因素。小儿体质特点对性早熟发病的影响主要在于小儿共有的体质特点及各自的偏颇体质两个方面。

1. 小儿共有的体质特点与性早熟的发病 了解小儿的体质状况，对疾病的预防、治疗及预后调摄都有很大帮助。古代医家对儿童体质特点已有深刻的认识。《颅囟经》中指出："凡三岁以下，呼为纯阳，元气未散也。"即小儿为"纯阳"之体；明代著名儿科医家万全提出"小儿阳常有余、阴常不足"；吴瑭提出"稚阴稚阳"则是对"纯阳"理论的补充和完善，说明小儿时期机体的阴阳均不完善、成熟。这些论述从不同的角度阐明了小儿体质阴阳的特点。

2. 部分小儿特有的体质特点与性早熟的发病 除小儿共有的体质特点，在儿童的成长过程中，不同因素形成了儿童各自的偏颇体质，这决定了其对某些致病因子的敏感性及其病变类型的倾向性。性早熟患儿以阴虚内热、脾虚肝旺、痰湿内蕴三种体质多见。

阴虚内热质患儿大多形体偏瘦，多有进食参类、蜂王浆、龙眼肉或其他温阳类补品的习惯，或有误服激素类药物等病史。其症常见手足心热，盗汗，多梦，口干，小便短黄，大便干结，舌红苔少，脉细数等。多因先天阴虚而后天培补太过，造成肾阴虚、相火旺的失衡状态，使生殖功能提前发育。

脾虚肝旺质患儿常见纳差食少，乳房胀痛，烦躁易怒，善叹息，喜食辛辣刺激食品，大便秘结或溏泄，舌淡红，苔薄黄，脉弦数等表现。多因素体脾虚，肝木克土太过而致。

痰湿内蕴质患儿一般形体偏胖，常见喜食高热量食品，不爱运动，舌苔腻、脉滑等象。常常在痰湿凝滞的基础上出现相火旺盛的表现。

(二) 阴阳平衡是中医生理病理及辨证施治的基础

"稚阴稚阳"说明小儿阴阳平衡点较低，更容易阴阳失衡。人体的生殖发育是由肾气来推动的，且与冲任二脉密切相关。这与西医学所说的下丘脑-垂体-性腺轴启动人体生长发育生理功能的理论极为吻合。冲为血海，任主胞胎，冲任二脉皆属于肾；肾为先天之本，主元阴元阳；小儿肾常不足，肝常有余，若肾阴亏，精血不足，阴不制阳，相火妄动，则冲任失调，天癸早至；若肾阴不足，水不涵木，则肝失濡养，肝郁化火，肝火旺盛，灼津炼液为痰，上结于乳，则乳核增大胀痛；流注于下，则为黏稠白带。因此，性早熟的发病机制与小儿稚阴稚阳、五脏不足有余的体质特点密切相关。

(三) 肾阴虚、相火旺是性早熟发病的关键

《素问·上古天真论》中明确指出："女子七岁，肾气盛，齿更发长；二七天癸至，任脉通，太冲脉盛，月事以时下，故有子……丈夫八岁，肾气实，齿更发长；二八，肾气盛，天癸至，精气溢泻，阴阳和，故能有子。"提示肾精充沛，肾气充盈，天癸至，方启动性腺发育。可见性发育与肾精充足、天癸至密切相关。肾精的充盈是促进生殖器官发育的精微物质，而天癸则为启动因子。故而，能引发肾精充盈和天癸早至的因素，均可引起性发育的提前。

阴阳失调，肾阴亏损，相火偏旺，从西医学角度考虑则主要在于由于先天及后天各方面的因素影响，导致围绕下丘脑-垂体-性腺轴的提前启动，从而使青春发育提前。

虞坚尔认为儿童性早熟的主要病机以肾的阴阳不平衡，肾阴不足、相火亢盛为最多见。儿童本为"稚阴稚阳"之体，易虚易实，易发生阴阳不平衡，本身潜在着容易出现阴虚火旺、阴虚阳亢的病理倾向，对相应的病邪即致病因素存在明显的易感性。如长期营养过剩、过食膏粱厚味，耗阴动火，或长期受到环境类激素污染物的作用等。在病理上易出现表现为青春发育提前。加之营养失衡，使肾气过早充盈而亢盛，导致天癸早至。故予"滋肾阴，泻相火"的方法纠正肾阴不足，平亢盛相火；通过调整阴阳，使患儿机体处于平衡状态，达到从本而治，抑制或延缓青春期的提早启动。此法在临床上已经取得了良好的疗效。

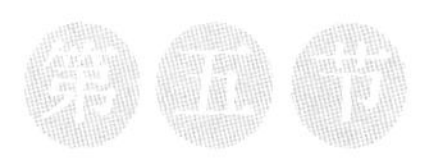

其他病症

一、急性扁桃体炎辨治经验

小儿急性扁桃体炎以腭扁桃体充血、肿胀疼痛、高热不退为特征，常可诱发急性肾小球肾炎、病毒性心肌炎、风湿热等疾病。急性期治疗不彻底，常遗留腭扁桃体肿大，吞咽不利、睡眠打鼾等，临床甚为棘手。

咽喉是经脉循行交会之处，多条经脉直接通达咽喉。手太阴肺经，入肺脏，循经喉中。手阳明大肠经，从缺盆上走颈部，挟口入下齿中。足阳明胃经，从上齿中，出挟口环唇，循下颌角前，沿咽喉入缺盆。足太阴脾经，上行挟食道二旁，循经咽喉连于舌根。手少阴心经，挟食道上循咽喉，连于眼。手太阳小肠经，其支从缺盆循颈经咽喉上颊。足少阴肾经，从肺上循喉咙，挟舌根。手少阳三焦经，从肩走颈经咽喉至颊。足少阳胆经，从颊车下走颈经咽喉至缺盆。足厥阴肝经，循经喉咙，上入颃颡，环行于唇内。此外，任脉、冲脉循喉咙，络于口唇。诸经病变皆可累及咽喉，咽喉一经受邪，常成为病发部位，又有小儿嗜食甜食、不知节制口味，言多声高，使咽喉反复刺激、久劳难复，故而反成痼疾。由此可见，不仅外感易诱发，多个相关经脉病变皆可循经累及喉核，而防线一经攻破，又可并发多种疾病。

急性扁桃体炎，中医称之为乳蛾，对于急性期属实热者，虞坚尔常以清咽方治之。本方由四季青、蒲公英、黄芩、栀子、赤芍、牡丹皮、仙鹤草、生甘草组成。如高热，加生石膏、生地黄；如大便干，加牛蒡子；色深红，加玄参凉血解瘀毒。

对于急性扁桃体化脓，局部充血不明显，色淡红者，虞坚尔辨证为气阳亏虚，治以温阳托毒利咽，多在上方基础上加细辛、肉桂、生黄芪，旨在扶助正气，以祛邪外出，用药寒热并用，以达标本共治之功。

急性期后，气阴多有耗伤，部分患儿喉核仍有轻微红赤或肿大，虞坚尔注重此时的治疗，常以利咽祛余邪、益气养阴调治，方用和解方加减而收功。

二、睑板腺囊肿辨治经验

睑板腺囊肿又名霰粒肿，是睑板腺特发性、无菌性、慢性肉芽肿性炎症，是在睑板腺排出管道阻塞和分泌物潴留的基础上而形成的睑板腺慢性炎症肉芽肿。中医命名为“胞生痰核”。儿童和成年人均可罹患。

在虞坚尔处就诊的众多患儿，多是反复霰粒肿或经西医数次手术仍频繁发作的患儿，由医生介绍而来，亦有辗转在别处服中药，病情无效而后慕名而来。观前医方药多从清泄肝火入手，苦寒药居多，然病症并未控制。虞坚尔辨证本病，从眼睑分属脏腑入手，结合脏腑生理病理特点，分为肺脾积热和肺胃阴虚两候，霰粒肿病位在睑缘部位，按《黄帝内经》五轮学说，上下眼睑属脾，称肉轮。肺脾积热，火热上熏，肉轮红肿生结而痛，积热伤耗阴津，阴伤助长积热；肺胃主降，肺胃阴虚，肺之肃降胃之通降不顺，虚火上逆，霰粒肿反复发作。肝脾主升，肺胃主降，而关键在于以降为通为前提，肝脾方能升，否则降之不顺，则肝郁化火，脾清阳不升。

肺脾积热候：眼睑局部红肿、隆起反复发作，疼痛不适，难溃难消，眼屎多现，性急易怒，口气较重，多胃纳馨香，喜荤腥炙煿之食，夜寐不宁，大便干结，小便黄。肺胃阴虚候：眼睑局部结节隆起，质硬色紫红或暗红，五心烦热、盗汗，偏食，进食蔬果、饮水少，大便干结，舌质红，舌苔少，脉细数。

虞坚尔治疗此病以麦冬汤为主方加减治疗。常用麦冬、制半夏、太子参、白粳米、干芦根、生地黄、南沙参、北沙参、大红枣、炙甘草、焦山楂、肥知母组方。麦冬汤出自《金匮要略》，具有滋养肺胃、降逆和中之功。方中重用麦冬为君，甘寒清润，既养肺胃之阴，又清肺胃虚热。人参易南北沙参，清虚热为臣，且能开胃行津以润肺养胃，又使麦冬滋而不腻，相反相成，制半夏和胃降逆，化痰散结，《主治秘要》亦谓半夏有“消肿散结”之功。白粳米、大红枣、炙甘草调中和诸药，兼作使药。麦冬汤加减，原宗《外感温热论》之意，借鉴《幼幼集成》目病辨治方法。虽与一般治法不同，亦在中医理论体系之内化裁而得。加芦根、生地黄生津助南沙参、北沙参清肺胃虚热；山楂肉消积散结，活血散瘀。肺脾积热者加生石膏、鸡内金。此方扶正祛邪并进，清热补益兼施，清降肺胃是基础，甘寒滋养肺胃之阴，引虚火下行，打破常规，不拘一格，而效应如神。其中深意，值得再三体味。

本病为眼科疾患，除中药内服加局部用药以外，尚需结合儿童体质特点予以调摄，并予以卫生宣教。虞坚尔多嘱患儿及家长，患儿饮食宜清淡，多食新鲜蔬菜和水果，不宜过食肥甘厚腻、辛辣之品，多饮水。不宜衣着过厚。否则如釜底添薪，病不去且易反复。

第四章

验案撷英篇

虞坚尔传承海派中医徐氏儿科流派学术思想，以大医之心，诊察儿童疾患，指导临床用方，信手拈来，常有良效。我们下面以虞坚尔临床常用十方为例，欣赏虞坚尔临床，值得我们临摹学习。

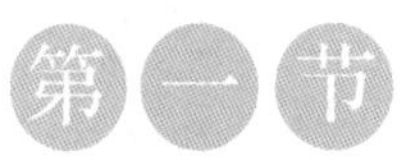

第一节 和解方应用案

案一

何某，男，7 岁。2019 年 3 月 19 日初诊。

【主诉】发热、咽痛 2 日。

【现病史】家长诉患儿近期反复上呼吸道感染，2 日前受凉后出现发热，热峰 39.6℃，伴咽部疼痛，无咳嗽咯痰、无鼻塞流涕、无吐泻腹痛。家长予布洛芬混悬液口服退热，但旋即复升。

【刻诊】患儿发热，恶寒，伴咽痛，偶有咳嗽，自觉乏力，口渴，纳差，大便干，夜寐欠安。

【既往史】反复呼吸道感染史。

【过敏史】未发现。

【体格检查】体温 38.6℃，神清，精神可，咽红，充血明显，扁桃体Ⅱ度肿大，未见渗出。心力肺清，腹平软，无压痛，无肌卫。舌红，苔黄腻，脉滑数。

【辅助检查】血常规＋C 反应蛋白：白细胞 11.2×10^9/L，中性粒细胞百分比 65.1%，淋巴细胞百分比 25%，血红蛋白 110 g/L，血小板 180×10^9/L，C 反应蛋白 12.48 mg/L。

【中医诊断】小儿乳蛾病。

【证候诊断】热毒炽盛。

【西医诊断】急性扁桃体炎。

【治法】疏解表邪、清热利咽养阴。

【处方】自拟和解方加减。

软柴胡 9 g　黄芩 9 g　姜半夏 9 g　广藿香 9 g
川厚朴 6 g　白茯苓 9 g　羌活 9 g　独活 9 g
前胡 9 g　桔梗 6 g　射干 6 g　玄参 9 g

连翘 9 g　　　生甘草 9 g

7 剂，中药免煎颗粒，每日 1 剂(共 2 格)，每次 1 格，开水冲 100 mL，少量多次分温频服。

【二诊】2019 年 3 月 26 日。家长述服上药 2 日后热峰显著下降，脓出，3 日后热退，现扁桃体脓点已消退，无发热，咽红，充血明显减轻，扁桃体Ⅱ度肿大，胃纳一般，二便调，夜寐安。舌质红，苔薄黄，脉力。效不更方，续予和解方加玄参 9 g、莪术 9 g、皂角刺 9 g、山楂 9 g，7 剂，服法同上。

【三诊】2019 年 4 月 2 日。病史同上，偶咳，痰少咳不出，无热，无咽痛，汗多，腺样体肥大，舌质淡红，苔黄腻，脉力。予六君子汤加黄芩 9 g、辛夷 6 g、地龙干 9 g、花椒目 9 g、皂角刺 9 g、蒲公英 9 g、焦山楂 9 g、鸡内金 9 g、炒麦芽 9 g、麻黄根 9 g，7 剂，服法同上。

【按语】急性化脓性扁桃体炎是小儿常见的外感疾病之一，属中医学"乳蛾"范畴，是儿科常见病、多发病，以咽喉红肿、疼痛剧烈、喉核急性充血、表面附有点片状腐物为主要临床表现，可伴高热、畏寒、乏力等症状，且可见他脏变证或兼证者，应积极治疗。

小儿急性化脓性扁桃体炎易致高热不退，且易反复发病，治疗较为棘手。小儿为稚阴稚阳之体，脏腑娇嫩，易受外邪侵袭，咽喉为肺胃之门户，首当其冲。初起外邪侵袭，壅遏肺胃，聚于咽喉，络脉受阻，气血壅滞，邪热灼烁而致血败肉腐成脓，症见咽痛、咳嗽；正邪交争，邪气阻滞于里，故见发热；热邪耗气伤津，伴见乏力、口渴；肺与大肠相表里，表热扰及肠腑，且气阴两伤无以濡润运化大肠，易致大便干燥。

和解方是虞坚尔治疗小儿外感的经验方，由柴胡、黄芩、姜半夏、广藿香、厚朴、白茯苓等组成。柴胡、黄芩透解邪热，姜半夏、广藿香、厚朴、白茯苓化湿，黄芩清热燥湿、泻火解毒。本例患儿初诊时仅有高热、咽痛、偶咳，扁桃体并未见渗出，因此予和解方加减以疏解表邪、清热利咽，和解方解表，羌活、独活祛风除湿，前胡、桔梗宣肺化痰，玄参清热凉血、滋阴降火、解毒散结，使邪祛而不伤阴，生甘草与桔梗配伍，泻火利咽，兼以调和诸药。综观全方，共奏疏解表邪、清热利咽养阴之效。二诊家长述其服药 2 日后热峰显著下降、脓出，3 日后热退，效不更方，续予和解方加玄参、莪术、皂角刺、焦山楂，上方 7 剂以尽清余邪，小儿寒凉解毒之品不可过用，恐伤正气，应以平淡见长，故以和解方解表散邪，玄参清热凉血滋阴，莪术、皂角刺活血散瘀，焦山楂顾护脾胃；三诊偶咳，痰少咳不出，汗多，腺样体肥大，舌质淡红，苔黄腻，脉力。该例患儿近来反复上呼吸道感染，当扶正以提高抗病能力，故治以健益、继清余热以收功，予六君子汤加黄芩清湿热，地龙通络，皂角刺、蒲公英清热散结，花椒目祛痰，麻黄根止汗以护津液，焦山楂、鸡内金、炒麦芽开胃。

本病急性发作多属实热证，为肺胃热盛，热为阳邪，治宜清泻，用药宜苦寒，但单纯清热有伤阴之弊，可稍佐养阴之品以达扶正祛邪的目的。小儿为稚阴稚阳之体，成而未全，全而未壮，因此，必须尤为重视顾护小儿元气及脾胃的养护。本病临证遣方用药治疗有以下几点需注意：① 小儿乳蛾病通常有高热等症，变证多端，兵贵神速，应尽快控制。② 小儿脏腑娇嫩，不耐大苦、大寒，不能肆用寒凉。一则因其易伤败脾胃；二则临床观察发现，因见临床表现高热而恣用寒凉，高热、咽痛等症状反而改善不理想。③ 小儿乳蛾疾病进程中，易出现呕吐等症状，服药及饮水等皆应少量多次。④ 小儿脾常不足，外感发热疾病最易出现夹食之兼夹证，若有纳差、腹胀等，则处方时应加用一些消食化滞之品，如焦山楂、鸡内金、炒麦芽等。⑤ 注重清除病邪应彻底，且控制病情后调养以巩固治疗。本病如未彻底治疗，热退即停药，余毒未清，热盛毒蕴所致的瘀阻未通、痰结未消，易致使喉核脉络郁阻，气血壅滞；本病易反复发作，清除邪气后应巩固治疗，防止病后体虚再次感染而发病。既能明显减轻症状，缩短疗程，又能帮助控制和减少发病次数，更能体现出中医药治疗小儿乳蛾病的独特优势。

案二

封某，男，4岁，2012年9月11日初诊。

【主诉】 低热、咳嗽1日。

【现病史】 患儿昨日因起居不慎而受凉，旋即头晕乏力，低热起伏，体温38℃，咳嗽少作，痰少难咯，纳呆不食，夜眠欠安，二便尚调。

【既往史】 反复呼吸道感染。

【望闻切诊】 精神倦怠，咽略红，身消瘦，面萎黄，心音力，肺音清，腹平软，舌质淡，苔薄白，脉小数。

【辅助检查】 血常规：白细胞 12.15×10^9/L，中性粒细胞63.8%，淋巴细胞22.6%，单核细胞7%，血红蛋白120 g/L，血小板 290×10^9/L，C反应蛋白4.6 mg/L。

【中医诊断】 感冒。

【证候诊断】 体虚外感。

【西医诊断】上呼吸道感染。

【治法】和解少阳，疏风解表。

【处方】自拟方加减。

软柴胡 5 g　黄芩 5 g　制半夏 10 g　白茯苓 10 g
潞党参 9 g　广藿香 10 g　荆芥穗 9 g　关防风 9 g
板蓝根 9 g　生甘草 3 g

7 剂，每日 1 剂，水煎 2 次，共取汁 200 mL，分 2～3 次温服。

【二诊】2012 年 9 月 18 日。患儿服药 2 剂后身热即平，待 5 剂尽，诸症皆平。因患儿厌服中药，故嘱必要时随访。

【按语】小儿“肺常不足”，表卫不固易感受外邪，“脾常不足”，中阳不振而抗邪力弱，感邪后往往传变迅速，纯粹典型的外感表证少见，半表半里之少阳证多见。此例患儿既往反复呼吸道感染，肺脾两虚，此次发病虽仅 1 日，就诊时邪已入少阳，表证亦未净，法当和解少阳，兼顾疏风、清热，方宗小柴胡汤之意，方中柴胡透解邪热，疏达经气，黄芩清泻邪热，党参健脾安中，扶正达邪，茯苓、半夏健脾燥湿，化痰止咳，并伍藿香、荆芥、防风疏风散邪而解表，板蓝根清热解毒而利咽。虞坚尔审证的确，随证处方，方证相应，故效验确凿。

【导师评语】复感儿童，常易外感。小儿纯阳之体，虽然易趋康复，但本案患儿体质欠佳，邪虽退而未尽，正虽起难祛邪。故常反复，邪在少阳之枢，当以“和”之。小柴胡汤证不必悉具，是为医理。甚妥！

案三

潘某，男，8 岁，2012 年 8 月 14 日初诊。

【主诉】反复外感 2 年余。

【现病史】近 2 年来，患儿反复外感，感易发热，咳嗽频作，去年一年中，患上呼吸道感染 6 次，气管炎 3 次，肺炎 2 次，患儿和家长不胜其苦。今日热又起，咳嗽阵发，咽痛不适，汗出热不解，微有恶寒，脘闷纳差，二便尚调，夜卧寐安。

【望闻切诊】形体消瘦，面色㿠白，咽部充血，扁桃体Ⅱ°肿大，心力肺清，腹软无痛，舌质淡胖，苔薄白润，脉滑而数。

【辅助检查】血常规：白细胞 14.15×10^9/L，中性分叶核粒细胞 85.9%，淋巴细胞 8.8%，网织红细胞计数 0.5%～1.5%。

【中医诊断】感冒。

【证候诊断】体虚外感。

【西医诊断】反复呼吸道感染。

【治法】疏风解表。

【处方】和解方加减。

广藿香 9 g　川厚朴 6 g　姜半夏 6 g　白茯苓 9 g
软柴胡 6 g　黄芩 6 g　潞党参 6 g　荆芥穗 9 g
关防风 9 g　板蓝根 9 g　炙甘草 3 g

7 剂，每日 1 剂，水煎 2 次，共取汁 200 mL，分 2～3 次温服。

【二诊】2012 年 8 月 21 日。药后 2 日热退，偶声咳，汗出多，纳食增，二便调，夜寐佳。面色欠润泽，咽微红，舌质淡，苔薄白，脉沉无力。证属肺脾不足，治拟健益。方用自拟健益方加减。

炙黄芪 9 g　焦白术 9 g　关防风 9 g　姜半夏 6 g
广陈皮 9 g　炙甘草 3 g　白茯苓 9 g　花椒目 9 g
黄芩 6 g　辛夷 6 g　地龙干 9 g　鸡内金 9 g
焦山楂 9 g

14 剂，煎服法同上。

【三诊】2012 年 9 月 4 日。诸症得缓，汗出较前减少，纳食馨，便调，寐安。面色润泽，舌质淡，苔薄白，脉弱。证属肺脾不足，再拟健益调治。方用六君子汤加减。

潞党参 6 g　焦白术 9 g　白茯苓 9 g　姜半夏 6 g
广陈皮 9 g　炙甘草 3 g　花椒目 9 g　黄芩 6 g
辛夷 6 g　地龙干 9 g　麦冬 9 g　煅龙骨 30 g
煅牡蛎 30 g　麻黄根 9 g

14 剂，煎服法同上。

【按语】

江南地区，地势低下，居处卑湿，温热季节长，气候温暖或炎热潮湿，阳气浮于上，湿因火热而蒸腾散发，湿气弥漫，临海而居，喜食海鲜发物，酿湿生热，故江南地区人群，体质以湿热质为主；小儿为少阳之体，家长常溺爱娇宠，如所欲不遂，或学习压力大，少阳火郁，形成湿热内蕴、肝郁脾虚之证。易感外邪，内外相引而生。虞坚尔根据致病之因，从体质特征入手，因地制宜，采用藿朴夏苓汤和小柴胡汤变法，先去其湿热，疏肝运脾，匠心独具，应手取效。结合小儿特点，藿朴夏苓汤减少渗利之品，保留宣上畅中渗下之法，另加荆芥、防风、板蓝根去外邪，因势利导。待内在湿热肝郁得解，再据肺脾不足，治拟健益，则事半功倍。

【导师评语】

反复呼吸道感染诊治，应分发作期和缓解期。缓解期多从肺、脾、肾三脏入手，根据气、血、阴、阳之不同，脏腑正气之亏虚，分别予以益肺、健脾、补肾之法。而发作期常根据发病病位、脏腑之病机，或疏解，或清化，或开闭。本案例根据地域特点及证候特征，以结祛湿热、疏肝运脾序贯用之，以藿朴夏苓汤和小柴胡汤加减治疗，再续以健脾益肺、培土生金之方，对临床有指导意义。

案四

张某，女，1.5 岁，2013 年 8 月 6 日初诊。

【主诉】发热 3 日。

【现病史】患儿 3 日前因户外玩耍过久，汗出较多，继而出现发热，体温 38℃左右，时有咳嗽，曾在外院对症治疗，效果不显，现汗出热不解，微恶风寒，咳嗽夜频，心烦口渴，脘闷纳差，二便尚调，夜寐安稳。

【望闻切诊】面色微红，咽充血，心音力，肺音清，腹平软，舌质淡，苔薄白，指纹紫滞。

【辅助检查】血常规：白细胞 7.15×10^9/L，中性分叶核粒细胞 55.9%，淋巴细胞 28.8%。

【中医诊断】感冒。

【证候诊断】暑热内袭。

【西医诊断】急性上呼吸道感染。

【治法】清暑益气，祛风渗湿。

【处方】自拟方加减。

广藿香 9 g　川厚朴 6 g　姜半夏 6 g　白茯苓 9 g
软柴胡 6 g　黄芩 6 g　太子参 6 g　荆芥穗 9 g
关防风 9 g　干芦根 9 g　淡竹叶 5 g　炙甘草 3 g
牛蒡子 9 g　焦山楂 9 g

7 剂，每日 1 剂，水煎 2 次，共取汁 200 mL，分 2～3 次温服。

【二诊】2014 年 8 月 13 日。药后 2 日热退，偶咳嗽，流清涕，汗出多，纳食增，二便调，夜寐佳。面色白光泽，舌质淡，苔薄白，指纹暗红。证属肺脾不足，治拟健脾益气。方用自拟健益方加减。

炙黄芪 9 g	焦白术 9 g	关防风 9 g	姜半夏 6 g
广陈皮 9 g	炙甘草 3 g	白茯苓 9 g	花椒目 9 g
黄芩 6 g	干芦根 9 g	干荷叶 9 g	香白芷 9 g
焦山楂 9 g			

7 剂，煎服法同上。

【按语】

本例患儿发病于八月炎炎夏日，户外久居，感受暑热之邪，发热、微恶风寒、汗出热不退、心烦、口渴，当属暑热感冒，暑热之邪，侵袭肺卫，热蒸肌表，兼以耗伤津气，出现以发热、微恶风寒、汗出热不退、心烦、口渴为主症的证候。是四季感冒中症状较重的一种类型。发病之初即见一派里热症状，肌表受邪征象不显，即“夏暑发自阳明”。江南地区，地处沿海，湖泊纵横，暑热蒸腾，水气散发，湿气弥漫，故暑多夹湿，又风为百病之长，夹风者亦不少。本患儿微恶风寒，脘闷纳差，说明暑热夹风夹湿并存。高温季节，腠理开泄，感受暑热之邪，火热蒸于内，正气趋于外，外实里必虚，加之暑热之邪最易耗气伤津，故暑热证绝非是单纯的阳证、热证、实证，而常伴有气虚、阴伤的证候，虚实夹杂。虞坚尔治疗以清暑益气、祛风渗湿立法，以广藿香避秽解暑，淡竹叶清热除烦，共为君药。太子参益气生津，黄芩苦寒，其功专于泻火，以助清热祛暑之力，清上中焦实热，干芦根清热生津，川厚朴、姜半夏燥湿和中、运脾健胃，使脾能运化水湿，不为湿邪所困，白茯苓甘淡，入脾、肺、肾经，性平和缓，健脾和胃，渗脾湿于下，使湿邪有去路。荆芥穗、关防风、牛蒡子疏散风热，共为臣药。取叶天士《外感温热篇》“挟风则加入薄荷、牛蒡之属，挟湿加芦根、滑石之流，或透风于热外，或渗湿于热下，不与热相搏，势必孤矣”之旨。软柴胡和解，焦山楂助运，为佐药，甘草和中，为使药。药后暑热去，风透湿解，继以健脾益气善后，取玉屏风散、二陈汤为主方健脾益气燥湿，黄芩、干芦根、干荷叶清余热，干荷叶兼生清阳之气，芦根生津，花椒目、香白芷芳香醒脾化湿，而收全功。

【导师评语】

沪渎之地，暑热常见。又遇罕见高温气候，临证常见暑热感冒之证。近与学生共温叶香岩《外感温热篇》颇受启迪。恰诊小儿暑热感冒以清暑益气之法，并兼祛风渗湿佐之，取得较好疗效。此案再次佐证，传承人才要加强经典学习，以指导临证实践。

咳嗽方应用案

案一

王某，女，9岁。2019年3月18日初诊。

【主诉】咳嗽反复1月余。

【现病史】患儿1个月前感冒后出现咳嗽，喉间有痰，不易咳出，无发热，无喘息气促。现患儿咳嗽，有痰咳不出，鼻塞流涕，无热，汗出较多，无腹痛吐泻，胃纳欠佳，二便调，夜寐尚安。

【既往史】无。

【过敏史】未发现。

【体格检查】神清，精神可，咽红，扁桃体无肿大，心力，肺清，腹软，苔白腻，质淡，脉力。

【辅助检查】无。

【中医诊断】小儿慢性咳嗽。

【证候诊断】痰湿蕴肺。

【西医诊断】咳嗽。

【治法】宣肺止咳化痰。

【处方】自拟咳2方加减。

炙麻黄 6 g	苦杏仁 9 g	紫苏子 9 g	葶苈子 9 g
莱菔子 9 g	姜半夏 6 g	广陈皮 6 g	白茯苓 9 g
黄芩 9 g	辛夷 6 g	地龙干 9 g	花椒目 9 g
焦山楂 9 g	香谷芽 9 g	鸡内金 9 g	炙甘草 6 g

7剂，每日1剂，水煎100 mL，每日2～3次，分温服用。

【二诊】喉中有痰，喷嚏，无热，汗多。苔少，质淡，脉力。六君加辛夷6 g、香白芷6 g、川芎6 g、藁本6 g、远志5 g、麻黄根9 g、山楂9 g。

14剂，服法同前。

【三诊】诸症平，喷嚏少，汗出一般，苔少质淡脉力。肺脾不足，拟化痰兼以健脾开胃，方予自拟二陈汤加减。

炙黄芪 9 g　青防风 9 g　炒白术 9 g　广陈皮 6 g
姜半夏 9 g　茯苓 9 g　辛夷 6 g　香白芷 6 g
川　芎 6 g　藁　本 6 g　麻黄根 9 g　煅龙骨 30 g
煅牡蛎 30 g　薏苡仁 9 g　炙甘草 6 g

7 剂，每日 1 剂，水煎 100 mL 左右，每日 2～3 次，分温服用。

【按语】 咳嗽是儿童呼吸道疾病的主要症状之一，对患儿身心健康产生极为不利的影响。儿童慢性咳嗽是指持续或反复咳嗽超过 4 周，咳嗽为唯一或主要症状，无明显肺部疾病症状，既往无引起咳嗽的慢性呼吸系统疾病史。小儿外感，风邪致病，首犯肺卫，肺为邪侵，壅阻肺络，气机不宣，清肃失司，肺气上逆，而致咳嗽；肺失宣肃，水津不布，聚湿成痰，阻于气道，而见喉中有痰，咯吐欠畅；方中麻黄根宣肺止咳，杏仁降利肺气，一升一降以复肺之宣肃，苏子、莱菔子、葶苈子降气化痰除饮，半夏、陈皮、茯苓燥湿化痰止咳，佐以黄芩、椒目、地龙化痰。诸药配伍，使肺气得以宣降，痰热得以清化，诸症向愈。

案二

倪某，男，3 岁，2013 年 12 月 24 日初诊。

【主诉】 发热、咳嗽 3 日。

【现病史】 患儿 3 日前外感后出现咳嗽频作，痰黏色白，伴发热，略恶寒，汗出较多，纳可，二便调，寐安。

【望闻切诊】 咽红，扁桃体Ⅰ°肿大充血，心音力，肺音清，腹平软，舌质淡，苔薄白，脉弦。

【中医诊断】 感冒。

【证候诊断】 体虚外感，肺失宣肃。

【西医诊断】 上呼吸道感染。

【治法】 宣肺化痰，表里和解。

【处方】 自拟方加减。

炙麻黄 6 g　苦杏仁 9 g　苦桔梗 5 g　羌活 9 g
独活 9 g　潞党参 9 g　蜜前胡 5 g　白芥子 6 g
黄芩 6 g　焦白术 9 g　广陈皮 6 g　制半夏 6 g
莱菔子 9 g　辛夷 6 g　花椒目 9 g(打)　地龙干 9 g
炙甘草 3 g

7 剂，每日 1 剂，水煎 2 次，共取汁 200 mL，分 2～3 次温服。

【二诊】2013 年 12 月 31 日。晨起偶咳，纳谷馨，二便调，夜寐安。咽略红，舌质淡，舌苔白厚腻，脉象弦。证属痰湿未清，拟健脾化湿。方用二陈汤合三子养亲汤加减。

姜半夏 9 g　广陈皮 9 g　白茯苓 9 g　炙甘草 6 g
莱菔子 9 g　白芥子 9 g　紫苏子 9 g　蜜前胡 5 g
苦桔梗 5 g　川厚朴 5 g　车前子 15 g　鸡内金 9 g
辛夷 6 g　花椒目 9 g　地龙干 9 g　黄芩 6 g

7 剂，煎服法同上。

【三诊】2014 年 1 月 7 日。药后诸症平，汗出减。胃纳可，二便调，寐欠佳。舌质淡，舌苔少，脉象弦。证属肺脾不足，治拟健脾益肺。方用健益方加减，调理善后。

菟丝子 9 g　补骨脂 9 g　炙黄芪 9 g　潞党参 9 g
软柴胡 6 g　关防风 9 g　黄芩 9 g　香白芷 5 g
辛夷 5 g　怀山药 9 g　炒山楂 9 g　炒谷芽 9 g

14 剂，煎服法同上。

【按语】

本例患儿感冒，发热，略恶寒，汗出，咳嗽，挟痰，为表虚营卫不和，治以宣肺化痰，益气和解。自拟方中内含人参败毒散、三拗汤、二陈汤之意，人参败毒散出自《幼幼集成·小儿伤风证治》："治小儿四时感冒，以及伤风咳嗽。"陈复正又将此誉为咳门第一神方："凡有咳嗽，无论内伤饮食，外感风寒，夹湿夹毒，不拘男妇大小，胸紧气急，咽痛口苦，痰不相应，即用此方升散之。"小儿肺、脾、肾本弱，相较成人偏虚，小儿外感有咳嗽症状，正是适应之症。此中麻黄、杏仁入太阴宣肃肺气，羌活入太阳而理游风，黄芩"入手少阴、阳明，手足太阴、少阳六经"(《本草纲目》)，独活入少阴而理伏风，兼能去湿除痛，桔梗散热升清，前胡消痰降气，党参辅正以匡邪，疏导经络，表散邪滞。由此可见，羌活、独活、麻黄、杏仁、黄芩各走其经，太阳、少阴、少阳、太阴经，即表、里、半表半里经络都得以疏利，邪无所藏，又借人参驾驭之力，使幽隐伏邪尽出而不复来。经络不畅，痰不相应，经络畅利，痰化无形，合用化痰之二陈，使痰随经络通利而解除。二诊外痰已不显，然苔白厚腻，临证常见此类患儿，咳减痰化，外痰锐减，胃开索食，因不知节制，过食后食积于内，苔现白厚腻，此时消积中更应健脾化痰，从病本杜绝痰之源源而生，虞坚尔重视咳嗽中无形之痰的治疗，故而病愈患儿中再复发的概率明显减少。

【导师评语】

感冒虽为常见病，但儿童与成人不同。陈复正在《幼幼集成》中独推人参败毒散，治四时感冒。他认为，初起发热三四日间，应予疏通腠理，疏解表邪，使毒气易出……先宜人参败毒散升散之。人参败毒散亦可用于咳嗽。凡咳嗽痰不应者，每日二服，不拘剂数，以痰豁为度。此方为"咳门第一神方"。本案在总结中，应以人参败毒散加减为主，而不应三方并列，此为微瑕！

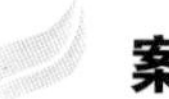

案三

刘某，女，6岁，2013年12月24日初诊。

【主诉】反复呼吸道感染2年余。

【现病史】患儿近2年来，反复呼吸道感染，约每月1次，患肺炎共3次。1周前曾有发热，最高38.2℃，服用退热药后热退。现无发热，晨起咳嗽，痰黄。胃纳可，二便调，夜寐安。

【过敏史】其父有过敏性鼻炎史。

【望闻切诊】面色黄，咽微红，心音力，肺音清，腹平软，舌质淡，苔薄白，脉细。

【中医诊断】感冒。

【证候诊断】痰热蕴肺。

【西医诊断】反复呼吸道感染。

【治法】清化热痰。

【处方】二陈汤合三子养亲汤加减。

姜半夏 9 g　广陈皮 9 g　白茯苓 9 g　炙甘草 6 g
莱菔子 9 g　葶苈子 9 g　紫苏子 9 g　蒸百部 9 g
天竺子 9 g　北秦皮 9 g　花椒目 6 g(打)　黄芩 6 g
辛夷 6 g　地龙干 9 g

14剂，每日1剂，水煎2次，共取汁200 mL，分2～3次温服。

【二诊】2014年1月7日。自觉咽痒，喷嚏，流涕，胃纳可，小便次数较多，大便调，夜寐佳。咽微红，舌质淡，苔薄白，脉沉细。证属体虚易感，治拟疏解。方用自拟和解方加减。

潞党参 9 g　黄芩 9 g　广藿香 9 g　软柴胡 6 g
白茯苓 9 g　姜半夏 6 g　川厚朴 6 g　荆芥穗 9 g
板蓝根 9 g　香白芷 5 g　辛夷 5 g　炙甘草 3 g
关防风 9 g

7剂，煎服法同上。

【三诊】2014年1月14日。晨起喷嚏，流涕，纳食馨，大便干硬，寐安。咽微红，舌质淡，苔薄白，脉沉细。证属卫外不固，治拟益气固表。方用自拟补肾固表方加减。

菟丝子9g　补骨脂9g　炙黄芪9g　潞党参9g
软柴胡6g　关防风9g　黄芩9g　香白芷5g
辛夷5g

7剂，煎服法同上。

【四诊】2014年1月21日。时有喷嚏，自觉眼痒，神疲，胃纳可，二便调，汗出多，寐尚安。舌质淡，苔薄白，脉细软。证属肺脾不足，治拟健脾益肺。方用自拟健益方加减。

炙黄芪9g　焦白术9g　关防风9g　潞党参12g
黄芩9g　广陈皮9g　姜半夏9g　白茯苓9g
地龙干9g　花椒目9g(打)　香白芷5g　辛夷6g
麻黄根9g

14剂，煎服法同上。

【按语】

本例患儿反复呼吸道感染2年余，每月频发，从初诊神疲、面黄、舌质淡、脉细可辨证为虚人外感、卫外不固，复加过敏体质，内外不相顾。治疗特点：首先，健脾益肺贯彻治疗始终，扶正不忘祛邪，在病情稳定之时，四诊以玉屏风散合二陈汤、太子参益气固表，健脾和胃，三诊以补肾升阳、固表扶正，同时又都加用白芷、辛夷、防风祛除阻于鼻窍在表之邪。其次，祛邪以扶正为基石，初诊、二诊感染期，虽偏于祛邪，二诊以虚人外感的扶正祛邪，初诊中虽黄痰为热，但鉴于体质因素，在用天竺子、秦皮、黄芩清化热痰的同时并用温化痰湿的二陈合三子。从中可体会虞坚尔对于痰从湿化，虽见化热之标证，但治从其根的学术思想，温清并用以治素体虚有化热之象者。

【导师评语】

小儿复感诊治，常分发作期和缓解期，分证论治。发作期据其临床表现，中医可辨证施治，亦可用和解方加减以扶正祛邪。缓解期是调治复感的关键，可采用健脾化痰、益气固表，或补肾固表之法。

【再体会】

本案发作期辨证施治，证属痰热蕴肺，治以清化热痰，用天竺子、秦皮、黄芩清化热痰，同时并用温化湿痰的二陈合三子，但虑其痰热，故将白芥子更为葶苈子，去其温热之性。从中体会老师思维用药之缜密。二诊痰热去，外邪稽留，仍属感染期，邪气不盛，正气已虚，邪正相争，互有进退，故以名方小柴胡汤和解表里，潞党参代人参，扶正以助祛邪，是方中的灵魂之药，不可缺少。用小柴胡汤，从少阳之枢以达太阳之气，和解表里之总方。

案四

张某，男，2岁。2013年5月7日初诊。

【主诉】咳嗽月余。

【现病史】患儿咳嗽月余，呈阵发性，咳重泛恶，痰声漉漉，夜间频繁，鼻流清涕，眼痒鼻痒，无发热、无吐泻，纳欠馨，夜寐安，二便调。

【过敏史】无。

【望闻切诊】神清状可，双肺呼吸音粗，可闻及痰鸣音，腹平软，胃脘部无压痛，无反跳痛及肌紧张，舌质红，苔白腻，脉象滑。

【中医诊断】咳嗽。

【证候诊断】肺失宣肃，痰饮内停。

【西医诊断】咳嗽变异性哮喘。

【治法】宣肺化痰。

【处方】三拗汤合三子养亲汤加味。

炙麻黄 6 g　苦杏仁 9 g　紫苏子 9 g　白芥子炒 9 g
莱菔子 9 g　姜半夏 6 g　广陈皮 3 g　花椒目打 9 g
炒黄芩 6 g　辛夷 6 g　地龙干 6 g　蒸百部 9 g
鸡内金 9 g　炙甘草 3 g

7剂，每日1剂，水煎2次，共取汁100 mL，分2～3次温服。

医嘱：忌食辛辣、海鲜等物。

【二诊】2013年5月14日。药后咳减痰消，胃纳少，夜寐安，汗出多，大便干硬，隔日一行。查体：双肺呼吸音清，未闻及干湿啰音，舌质淡红，舌苔薄白，脉有力。证属肺脾不足，再拟健脾化痰，方以六君子汤加味。

太子参 9 g　炒白术 9 g　白茯苓 9 g　姜半夏 6 g
广陈皮 5 g　黄芩 9 g　辛夷 9 g　花椒目打 9 g
地龙干 9 g　天花粉 9 g　山楂 9 g　蒸百部 9 g
鸡内金 9 g　炙甘草 3 g

14剂，煎服法同上。

【三诊】2013 年 5 月 28 日。药后诸症得缓，无咳无痰，纳增便调，寐寤汗多。舌淡红，苔薄白，脉和缓。前方奏效，再守原意。原方去蒸百部，加麻黄根 9 g、麦冬 9 g，14 剂，巩固治疗。

【按语】

患儿咳嗽持续月余，症见咳嗽、白痰、流清涕，诊为咳嗽，西医诊断为咳嗽变异性哮喘，辨证属风寒犯肺、痰饮内停。尽管病程长，表证仍在，则不拘时日，治以宣肺散寒、降气化痰。方用三拗汤合三子养亲汤、二陈汤加减。三拗汤宣降肺气，一宣一降，恢复肺的功能；三子养亲汤降气化痰，用于痰浊壅肺，咳逆痰涌，苔滑腻者；二陈汤燥湿化痰，理气和中，用于咳而痰多，痰质稠厚，胸闷脘痞，苔腻者；两方同治痰湿，后者重点在脾胃，痰多脘痞者适用；前者重点在肺，痰涌气急者较宜。小儿肺脏娇嫩，脾常不足，母子相生，一旦发病，两者常互为影响，相伴而存，故同用增效，各司所属，法半夏、陈皮、茯苓化痰；苏子、白芥子、莱菔子化痰下气平喘；花椒目，性味苦寒，功能行水平喘，适用于痰饮喘息或呛咳，地龙干熄风通络定喘，是虞坚尔喜用之药，炒黄芩清虚热、辛夷通鼻窍，皆有抗过敏作用。药后咳减，痰消，转为扶正固本、健脾化痰，以六君子汤健益肺脾之气，天花粉、麦冬生津润燥，调理肺脾。

【导师评语】

咳嗽变异性哮喘临床多见。本案治法治则均符，处方遣药得当。

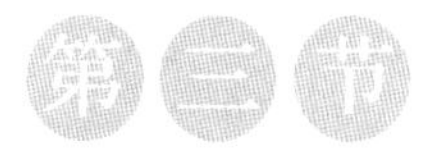

第三节 平喘方应用案

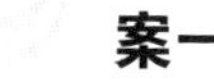

案一

刘某，男，5 岁。2019 年 10 月 15 日初诊。

【主诉】咳喘 2 日。

【现病史】患儿着凉后出现咳喘，有痰色白，鼻塞流涕，无发热，无吐泻腹痛，家长予丙酸氟替卡松吸入气雾剂对症，患儿仍咳喘，有痰，咳不出，伴喘息，无口唇发绀。刻下：患儿无发热，喘息，阵咳，夜间稍剧，有痰色白，无口唇发绀，可平卧，言语成句，鼻塞流涕，喷嚏较多，无吐泻腹痛，胃纳一般，夜寐尚安，二便调。

【既往史】哮喘病史、湿疹史。

【过敏史】尘螨过敏。

【体格检查】神清，精神可，口唇红润，无发绀。咽红，扁桃体无肿大。两肺呼吸音粗，可及少量哮鸣音，吸凹(±)。心率112次/分，心律齐，未及病理性杂音。全腹软，无压痛。舌质红，苔薄白，脉滑数。

【辅助检查】曾行肺功能检查示：小气道阻塞。

【中医诊断】哮喘。

【证候诊断】痰湿蕴肺。

【西医诊断】支气管哮喘。

【治法】宣肺平喘，降气化痰。

【处方】自拟平喘方合通窍方加减。

炙麻黄6 g　苦杏仁9 g　葶苈子9 g　炙甘草6 g
莱菔子9 g　紫苏子9 g　黄芩9 g　辛夷6 g
地龙干9 g　花椒目9 g　香白芷6 g　藁本6 g
川芎6 g　桃仁9 g

上方7剂，每日1剂，水煎150 mL，分2次饭后温服。嘱饮食忌冷饮、海鲜等。

【二诊】2019年10月22日。喘平、咳嗽仍有，痰多色白，湿疹又作，鼻塞流涕、喷嚏较前好转，胃纳一般，夜寐尚安，二便调。舌质红，苔白腻，脉滑。予三拗汤、二陈合三子养亲汤加减。

炙麻黄6 g　苦杏仁9 g　紫苏子9 g　葶苈子9 g
莱菔子9 g　姜半夏6 g　广陈皮6 g　白茯苓9 g
黄芩9 g　辛夷6 g　地龙干9 g　花椒目9 g
地肤子9 g　山楂9 g　炙甘草6 g

上方7剂，每日1剂，水煎150 mL，分2次饭后温服。嘱饮食忌冷饮、海鲜等。

【三诊】2019年10月29日。夜间偶咳，痰少，无热，无鼻塞流涕，偶有喷嚏，胃纳一般，夜寐尚安，二便调。苔白，质淡，脉滑，予健益方加减。

炙黄芪9 g　青防风9 g　炒白术9 g　广陈皮6 g
姜半夏9 g　茯苓9 g　黄芩9 g　辛夷6 g
地龙干9 g　花椒目9 g　炙鸡金9 g　山楂9 g
炒谷芽9 g　炙甘草6 g

上方14剂，每日1剂，水煎150 mL，分2次饭后温服。嘱饮食忌冷饮、海鲜等。

【按语】哮喘是儿童时期最常见的慢性气道炎症疾病之一，属中医“哮病”“喘病”范畴。虞坚尔传承创新海派中医徐氏儿科学术思想，认为：① 哮喘之气道炎症、气道高反应性、气道重塑与“痰气瘀互结”密切相关，提出“痰气瘀互结”导致哮喘反复发作、迁延难愈，是导致哮喘反复发作的关键病机。② “痰瘀伏肺”是哮喘反复发作的夙根，采用痰瘀同治的原则，是防治哮喘的关键。③ 首次提出“三阶序治法”治疗小儿哮喘。三期分治以治喘为纲，急症发作期（第一阶）→慢性持续期（第二阶）→临床缓解期（第三阶），当患儿完成第三阶的治疗后，即 1 个常规疗程。④ 治疗哮喘时应积极治疗变应性鼻炎。两者有着密切的关系，即“一个气道，一种炎症”。⑤ 治肺应治肠。肺与大肠相表里，越来越多的研究显示，肺、大肠均来源于胚胎原始消化管的内胚层，拥有共同的黏膜免疫系统。

本例患儿初诊时喘息，阵咳，夜间稍剧，有痰色白，鼻塞流涕，喷嚏较多，诊为哮喘病，痰湿蕴肺证，治以宣肺平喘、降气化痰，予自拟平喘方合通窍方加减。虞坚尔创制之经验方平喘方主要由炙麻黄、苦杏仁、苏子、莱菔子、地龙、桃仁、椒目等组成，方中炙麻黄为君药，味辛、微苦，性温，为肺经要药，有宣肺平喘之功。苦杏仁、莱菔子、苏子、桃仁共为臣药。味苦性温之杏仁入肺、大肠经，功能止咳平喘、宣肺润肠。苏子味辛性温，入肺经，可降气消痰定喘、利膈宽肠。桃仁性平，味甘、苦，入心、肝、大肠经，具有活血祛瘀、润肠通便之功效。四药与麻黄相配，使肺气宣降有司，痰、瘀之邪得化或从大肠而走。椒目、地龙、黄芩共为佐药。椒目苦，寒，入脾、膀胱二经，功能利水。地龙干咸，寒，归肝、脾、膀胱经，功能清热熄风、通络、平喘、利尿，与麻黄相配，一寒一温，清宣肺气，解痉平喘；与桃仁同用，增强活血化瘀之功效，使瘀血祛而伏痰不生。黄芩味苦，性寒，归肺、胆、脾、大肠、小肠经，可佐制方中他药之温燥之性，使痰湿得化而不致伤及阴津。诸药同用，共奏宣降肺气、化痰、祛瘀、平喘之功，体现了“痰、气、瘀”并治和“治肺应治肠”的学术观点，并予辛夷、白芷、川芎、藁本宣通鼻窍，积极治疗变应性鼻炎。需要注意气道重塑在哮喘早期即可出现，并非只发生在哮喘晚期，且在病程中持续存在、不断进展，早期运用化瘀药，可以改善和延缓哮喘气道重塑进程。

二诊患儿喘平、咳嗽仍有，痰多色白，湿疹又作，鼻塞流涕、喷嚏较前好转，病情愈趋平稳，此为迁延期，化痰为主。三诊患儿夜间偶咳，痰少，无热，无鼻塞流涕，偶有喷嚏，此为缓解期，此阶段以健脾益气固表扶正为要，予健益方加减以巩固疗效。

案二

江某,男,10 岁。2013 年 1 月 17 日初诊。

【主诉】咳喘 3 日。

【现病史】患儿咳喘频发近 2 年余,平均每月发病 1～2 次,持续 5～8 日,需静脉滴注"肾上腺皮质激素""抗生素"等药方能缓解。此次发病无明显诱因,3 日来症见咳嗽频作,喘促痰鸣,每日下半夜喘息尤剧,身热平平,二便尚调,胃纳减少,夜寐欠安。

【既往史】过敏性鼻炎。

【过敏史】无药食物过敏史。

【望闻切诊】神志清,精神软,面色苍白,咽略红,喉核略肿,两肺呼吸音粗,可闻及少许哮鸣音,心率 98 次/分,律齐,心音有力,腹软,舌质红、苔薄黄腻,脉滑数。

【中医诊断】哮喘。

【证候诊断】热喘。

【西医诊断】支气管哮喘。

【治法】清肺化痰,降气平喘。

【处方】三拗汤合三子养亲汤加减。

炙麻黄 5 g　光杏仁 9 g　紫苏子 9 g　莱菔子 9 g
甜葶苈 9 g　黄芩 9 g　广地龙 9 g　川椒目[打] 9 g
辛夷 5 g　炙百部 9 g　天竺子 9 g　苦秦皮 9 g
炙甘草 3 g

7 剂,每日 1 剂,水煎 2 次,共取汁 200 mL,分 2～3 次温服。

【二诊】2013 年 1 月 24 日。患儿喘促已平,咳嗽时作,喉中痰多,咯吐欠畅,纳增寐安,二便尚调。查体:咽淡红,两肺呼吸音粗,未闻及哮鸣音及湿啰音,舌淡红、苔薄白腻,脉滑。证属痰浊未清,肺失宣肃,治拟宣肺降气,化痰止咳。处方三拗汤合苏葶丸和二陈汤加减。

炙麻黄 5 g　光杏仁 9 g　紫苏子 9 g　莱菔子 9 g
葶苈子 9 g　白茯苓 9 g　制半夏 9 g　广陈皮 5 g
炙百部 9 g　天竺子 9 g　苦秦皮 9 g　黄芩 9 g
广地龙 9 g　川椒目(打) 9 g　辛夷 5 g　炙甘草 3 g

5 剂,煎服法同上。

【三诊】2013 年 1 月 29 日。患儿咳嗽偶作，无喘促痰鸣，纳谷欠馨，寐安便调。检体：双肺呼吸音稍粗，未及啰音。舌质淡红，苔薄白，脉小滑。证属肺脾两虚，痰饮留伏，治宜补肺益气，健脾化痰。处方玉屏风散合二陈汤方加味。

绵黄芪 9 g	炒白术 9 g	青防风 5 g	白茯苓 9 g
制半夏 9 g	广陈皮 5 g	黄芩 9 g	广地龙 9 g
辛夷 5 g	炙鸡内金 9 g	川椒目(打) 9 g	

7 剂，煎服法同上。

【按语】

此案患儿近两年来咳喘频发，西药叠进，究其病本实为肺脾不足，痰饮留伏，朱丹溪言“哮喘专主于痰”，“痰”既是哮喘发作的病理基础，又是疾病发展过程中的病理产物。故虞坚尔治疗哮喘，将“化痰”治则贯彻始终。首诊时患儿咳频喘促，舌红、苔薄黄腻，脉滑数，证属痰热互结，闭阻气道，肺失宣肃，虞坚尔先拟清肺化痰、降气平喘以治标，方中麻黄、杏仁开肺闭，降肺气，苏子、莱菔子、炙百部、天竺子化痰止咳，地龙、椒目、黄芩、秦皮清肺平喘，辛夷宣肺通窍，诸药相伍以化痰热之胶合，开气道之闭塞而降逆平喘止咳。二诊时患儿喘促已平，咳嗽痰多，此乃痰浊未清，肺失宣肃，治当宣肺化痰，标本兼顾，继以麻黄、杏仁宣肃肺气，苏子、莱菔子、天竺子化痰止咳，地龙、椒目、黄芩、秦皮清肺平喘，更加二陈（茯苓、制半夏、陈皮）以燥湿健脾、理气化痰，葶苈子泻肺利水以逐痰饮。三诊时患儿痰化咳止，缓则治本，“脾为生痰之源，肺为贮痰之器”，虞坚尔即从脾肺入手，予白术、茯苓、半夏、陈皮健脾燥湿化痰，黄芪、防风补肺益气固表，佐以地龙、椒目、黄芩清肺平喘以清肺降气以善后。

【导师评语】

哮喘一证，多与痰相关。本医案以临床常见病哮喘（热喘）为例，较详细地记录了从发病、缓解、稳定三阶段的治疗方法。并根据不同阶段，采用不同的方药，对临证有一定指导作用。在整理过程中，得出肺、脾、肾三脏在哮喘发病过程的作用，并在不同阶段的治则异同。层次较分明。

案三

许某，男，9 岁，2013 年 7 月 16 日初诊。

【主诉】咳嗽 3 日，气喘 1 日。

【现病史】患儿 3 岁时，已诊断患有哮喘，咳喘时有发作，每年 5～6 次。此次因“咳嗽 3 日，气喘 1 日”就诊，症见咳嗽阵作，气喘痰鸣，鼻塞流涕，身热平平，胃纳减少，夜寐欠安，二便尚调。

【既往史】支气管哮喘，湿疹。

【望闻切诊】神志清，精神可，面色白，咽略红，两肺呼吸音粗，可闻及少许哮鸣音，未闻及湿啰音，心音有力，律齐，腹软，舌质红，苔薄黄腻，脉细滑。

【中医诊断】哮喘。

【证候诊断】伏痰夙瘀阻于气道，外感触发，气逆痰动，哮喘发作。

【西医诊断】支气管哮喘。

【治法】宣肺降气平喘，化痰祛瘀。

【处方】自拟平喘汤加味。

炙麻黄 5 g	光杏仁 9 g	紫苏子 9 g	莱菔子 9 g
焙桃仁 9 g	广地龙 9 g	辛夷 5 g	川椒目[打] 9 g
黄芩 9 g	苍耳子 5 g	新会皮 5 g	制半夏 9 g
茯苓 9 g	生山楂 9 g	生谷芽 9 g	生甘草 3 g

7 剂，每日 1 剂，水煎 2 次，共取汁 200 mL，分 2～3 次温服。

【二诊】2013 年 7 月 23 日。患儿喘平咳减，痰声不显，无鼻塞流涕，纳增寐安，二便自调。查体：咽淡红，两肺呼吸音略粗，未闻及哮鸣音及湿啰音，舌质红，苔薄黄，脉略细。前方去紫苏子、陈皮、制半夏、茯苓、辛夷、苍耳子，继服 7 剂痊愈。

【按语】

哮喘在中医学称为“哮”“哮证”或“哮病”，是以发作性的哮鸣、气喘，伴有咳嗽及痰壅为特征的疾患。《丹溪心法・喘论》首先命名“哮喘”，并指出“哮喘专主于痰”“伏痰”遇感引触，痰随气升，气因痰阻，相互搏结，壅塞气道，通畅不利，肺气宣降失常，引动停积之痰，而致痰鸣如吼，气息喘促。西医学认为，哮喘的基本特征是气道慢性炎症，主要表现为气道黏膜的水肿、微血管充血，微循环障碍等病理状态。微循环瘀血是哮喘发病的中间环节，亦是形成气道重建的主要病理基础。虞坚尔在总结前人经验基础上，经长期观察，认为痰为哮喘发病之夙根，且久病及血，气喘日久，久病必瘀，瘀是导致哮喘难治的重要原因，哮喘的难治性在于痰、瘀互结为患。“痰”和哮喘气道炎症、“瘀”和哮喘气道重建密切相关，痰瘀互结是哮喘的基本病机。虞坚尔继承上海市名中医朱瑞群经验，辨治本病立足于发病之本——“伏痰夙瘀”，创立平喘方以化痰祛瘀、降气平喘为主要治法，经多年临床验证疗效显著，方中以炙麻黄宣肺平喘为君；以杏仁、紫苏子、莱菔子、桃仁化痰祛瘀、止咳平喘为臣；佐以地龙、椒目、黄芩清肺降气平喘；使以甘草。诸药齐用，宣肺降气以平喘治标，化痰祛瘀以除因治本，标本兼治，以达到平喘的目的。

【导师评语】

哮喘一证《证治汇补》已对病机阐述明确。然在临床实践中，风、痰、气、瘀四者错综复杂。治疗时应根据临床表现，重点处置。发作期治标，宣肺、化痰、祛瘀，缓解期治本，肺、脾、肾三脏调治，但终不离痰、瘀。本案宗丹溪之法“使无瘀血，则痰气自有消溶之地”，治痰兼顾化瘀，使瘀去痰化，呼吸得平，痰水自消，哮喘得平。是为治喘之体会也。

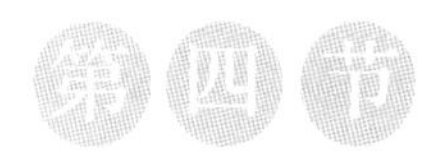

健益方应用案

案一

朱某，女，3岁，2014年7月29日初诊。

【主诉】反复咳嗽1月余。

【现病史】患儿1个月来因外感后咳嗽在儿科医院就诊，经肺部核磁及相关检查，被诊为“类脂性肺炎”，住院治疗，咳嗽好转后出院，但咳嗽反复，易疲劳，食谷欠馨，大便不调，夜寐尚安。

【望闻切诊】形体偏瘦，心音力，两肺粗，腹平软，舌淡红，苔薄白，脉沉弱。

【辅助检查】血常规：白细胞 3.4×10^{9}/L，血红蛋白100 g/L。

【中医诊断】肺炎喘嗽。

【证候诊断】肺脾不足。

【西医诊断】类脂性肺炎后。

【治法】健脾益肺，化痰行瘀。

【处方】自拟方加减。

炙黄芪9 g　生白术9 g　关防风9 g　白茯苓9 g
广陈皮9 g　麦冬5 g　南沙参9 g　北沙参9 g
蒸百部9 g　花椒目9 g　辛夷5 g　地龙干9 g
黄芩9 g　生山楂9 g　炙甘草3 g

14剂，每日1剂，水煎2次，共取汁100 mL，分2～3次温服。

【二诊】2014 年 8 月 12 日。药后活泼，喜动，不咳，汗多，纳食略增，大便较前成形，日行 1 次。查体同前。前方奏效，再以上方出入。健益方加减。

炙黄芪 9 g　关防风 9 g　生白术 9 g　白茯苓 9 g
广陈皮 9 g　麦冬 5 g　姜半夏 6 g　黄芩 9 g
辛夷 5 g　太子参 9 g　花椒目 9 g　地龙干 9 g
生山楂 9 g　炙鸡金 9 g　生薏苡仁 9 g　淮山药 9 g

14 剂，煎服法同上。

【按语】

类脂性肺炎是肺对一些脂类物质的一种慢性炎症反应，呈间质增生性炎症。多见于早产儿、弱小婴儿。由于脂肪或油类吸入肺内而引起。常见原因：使用油质药物滴鼻剂；由于腭裂、衰弱无力或平卧喂奶咽部吞咽反射不健全而吸入肺内；当小儿哭叫时强行喂奶或服油剂药物。本病无特异症状及体征，故临床诊断常根据发病年龄和病史。表现有咳嗽、轻度呼吸困难，多不发热。体检肺部可有实音及湿啰音。西医学没有特异性治疗方法。

虞坚尔认为类脂性肺炎多见于禀赋不足，肺脾两虚患儿，肺主气，司呼吸，是气血交换的场所，生成宗气。患病后，肺气宣降不利，痰浊内停，肺络受阻，气血循行不利，故时有咳嗽，呼吸困难，宗气生成不足，子盗母气，脾胃气血生化无源，使虚者更虚。故治疗以健脾益肺，化痰行瘀，标本并治。用玉屏风散益肺气，太子参、茯苓、白术健脾，沙参、麦冬养肺阴，二陈、椒目行气化痰；地龙活血通络；辛夷宣通肺窍。全方通过扶助正气，恢复肺脾功能，以祛标实，助痰化气行络通，顽症痼疾，治以缓图。

【导师评语】

类脂性肺炎临床亦不少见，尤其在恢复期相关症状处理方面，西医并无优势。临床实践中，中医儿科常可用益肺、健脾、化瘀、祛痰之法。本案总结类脂性肺炎 1 例，用上法治疗取得较好疗效。在治疗中，可根据“肺与大肠相表里”的理论，酌用桃仁或炙大黄之品，可能疗效更为理想。

案二

张某，男，26 个月。2012 年 11 月 13 日初诊。

【主诉】屡受外感 1 年余。

【现病史】患儿自 1 年前罹患肺炎之后，反复感冒，每月 1～2 次，咳嗽不净，寐寤汗多，胃纳不馨，饮食少进，夜寐欠安，二便尚调。

【既往史】肺炎。

【望闻切诊】形体消瘦，面色萎黄，咽淡红，心音力，肺音清，腹平软，舌淡红，苔薄白，指纹及风关，色淡红。

【中医诊断】感冒。

【证候诊断】肺脾两虚。

【西医诊断】反复呼吸道感染。

【治法】健脾益气，补肺固表。

【处方】自拟方加减。

潞党参 10 g　焦白术 10 g　白茯苓 10 g　制半夏 10 g

广陈皮 5 g　炙鸡内金 9 g　佛手 6 g　麻黄根 9 g

煅龙骨 30 g　煅牡蛎 30 g

14 剂，每日 1 剂，水煎 2 次，共取汁 200 mL，分 2～3 次温服。

【二诊】2012 年 11 月 27 日。服药 2 周内未有感冒，咳嗽偶作，再予原方出入，调治 2 月余而获痊愈。

【按语】

此案患儿乃由肺炎所伤，病后失养，导致肺脾两虚，日久生化乏源，宗气不足，卫外不固，而成此证，肺虚而屡受外邪，咳嗽、多汗，脾虚则食少形瘦。虞坚尔治以健脾益气，补肺固表，取六君子汤为主方，党参、白术、茯苓以健脾补肺益气，半夏、陈皮以燥湿化痰止咳，再伍佛手理气而使补而不滞，炙鸡内金消食助运开胃，龙骨、牡蛎敛表止汗。组方补中有疏，肺脾同调，共奏健脾益气、补土生金之功效。

【导师评语】

此医案格式符合门诊病史要求，项目齐全，内容完整，辨证恰当，用药准确，并用本人自身体会。已较好掌握老师临证思维，如在用字遣词方面更精确一些，不失为较好的门诊医案。

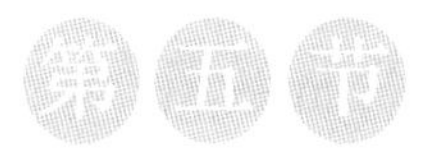

第五节

生津养胃汤应用案

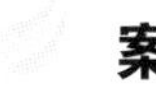

案

刘某，女，3 岁。2013 年 3 月 19 日初诊。

【主诉】大便干硬4月余。

【现病史】患儿近4个月来大便秘结，便质干硬，多3～5日一行，胃纳欠佳，偶有嗳气，无反酸；饮水少，偏、挑食，小便调，寐欠安。

【既往史】婴儿期曾患“肠套叠”1次，经治疗后复位。

【望闻切诊】神志清楚，精神活泼，形体消瘦，面色欠华，咽部无殊，心力肺清，全腹平软，触之无痛，舌质淡，苔薄白，中花剥，脉沉细。

【中医诊断】便秘。

【证候诊断】脾运失健，胃阴不足。

【西医诊断】便秘。

【治法】生津养胃，润肠通便。

【处方】生津养胃汤加减。

浙玄参9 g　麦冬9 g　生地黄9 g　天花粉9 g
佛手5 g　香橼皮9 g

7剂，每日1剂，水煎2次，共取汁100 mL，分2～3次温服。

医嘱：饮食均衡，多食蔬菜水果，多饮水。

【二诊】2013年4月2日。药后诸症得缓，大便成形不干，日行1次，胃纳欠佳，夜寐尚安。查舌质淡，苔薄白，花剥苔较前好转，脉沉细。余同前。再拟上方出入。

浙玄参9 g　麦冬9 g　生地黄9 g　天花粉9 g
佛手5 g　香橼皮9 g　焦山楂9 g　怀山药9 g

7剂，煎服法同上。

【三诊】2013年4月16日。药后大便转软，每日一行，家长因故未来复诊，停药1周后，患儿症情反复，大便三日一行，质干，时觉疲乏，胃纳略增，夜寐尚安。证属脾运失健，再拟健脾助运，兼养胃阴，前方加减。

太子参9 g　白茯苓9 g　焦白术9 g　怀山药9 g
浙玄参9 g　麦冬9 g　生地黄9 g　天花粉9 g
佛手5 g　香橼皮9 g　山楂9 g

14剂，煎服法同上。

【四诊】2013年4月30日。药后诸证得缓。嘱饮食均衡，多食蔬菜水果，多饮水以调理善后，随访半年患儿症情未见反复。

【按语】

便秘一病与脾胃功能和饮食习惯密切相关，脾主运化，胃主腐熟水谷，促进饮食和水液消化吸收，该患儿消瘦、食少，时有乏力，易疲劳，舌质淡，皆脾虚运化无能、气血不能滋养肌体之象，运化无能、胃肠蠕动减慢或力量不足是小儿便秘的一个重要因素。虞坚尔治疗此案先以生津养胃为法，玄参、生地黄、麦冬均具甘寒之性，入肺、胃、肾经，药性平和，滋阴增液，取吴鞠通治阴虚便秘原意，以补药之体作泻药之用，佐以天花粉增强养阴生津之力，无伤正气。对于虚证之体，虞坚尔不用泻药恐伤正气，而选具有理气助运、健脾和胃的佛手、香橼皮健脾、醒脾，以助运化，促进胃肠蠕动。取效后二诊加用焦山楂、怀山药，焦山楂消食助运；怀山药平补肺、脾、肾，气阴同补，是药食同源的健益佳品；山药、山楂配伍应用则扶正顾护而无伤正之虞。三诊纳增，停药1周大便仍不规律，时有疲乏，虞坚尔辨其证属脾运失健，再拟健脾助运，兼养胃阴，在前方基础上加用四君子益气健脾，增强补益之力，药后诸证得缓而收功。

此案治疗，初期滋阴增液主药中配以灵动健脾、醒脾之品，助增水行舟，虽有脾虚而未用滋补之品，药专效宏。再诊增健脾消食之焦山楂、怀山药，补益与助运同用，小儿脏器轻灵，随拨随应，用药精少，恰到好处。三诊益气健脾助运增液并施，故病愈。

【导师评语】

儿童便秘，亦不少见。临证当结合儿童生理病理特点，常可用生津养胃、润肠通便之法，并指导患儿家长在儿童日常生活中养成良好的卫生习惯。小儿便秘，慎用泻药，但亦应根据病情轻重程度而定之。不可以偏概全。适度加入制大黄之类，中病即止，亦可取得良好疗效。

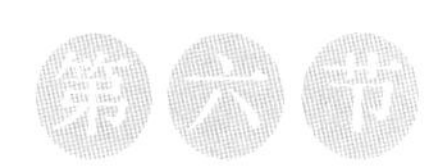

柔肝健脾方应用案

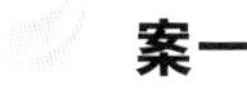

案一

孙某，女，12岁。2019年4月23日初诊。

【主诉】 呕吐、胃脘疼痛7周余。

【现病史】 家长诉患儿7周前因饮食失节出现呕吐、腹痛，后症情逐渐加重，血常规＋C反应蛋白、血淀粉酶正常；多次腹部彩超、腹部立位片、腹部CT（平扫＋增强）、脑电图均未见异常；头颅MRI示副鼻窦炎症；胃镜结果示慢性浅表性胃炎，Hp 阴性。诊为神经性呕吐，慢性胃炎。予益生菌、奥美拉唑、L-谷氨酰胺呱仑酸钠等对症，液体疗法支持治疗，症状无改善。1 周前寻求中医治疗，曾服用旋覆代赭汤加减未见缓解。刻诊：日呕吐 10 余次，与进食相关，食后即吐，非喷射性，呕吐物为胃内容物，胃脘疼痛，恶心吞酸，胃纳差，仅可少量饮水，无发热畏寒，无头晕头痛，稍有咽痛，小便可，大便溏结不调，夜寐尚安。详细询问患儿有无刻意减肥、有无压力过大，患儿述并无减肥与学习压力，但因每日呕吐频繁，反复就医，影响生活，对进食有较大心理压力。

【既往史】无特殊。

【过敏史】未发现。

【体格检查】精神可，皮肤温润，口唇略干燥。咽红，充血，扁桃体Ⅰ°肿大，心力肺清，腹平软，中上腹压痛，无反跳痛，无肌卫。舌红，苔白腻，脉细小弦。

【辅助检查】2019 年 3 月 5 日腹部 X 线：部分肠管充气，伴少许液平影。腹部 B 超：未见异常。

2019 年 3 月 12 日至 2019 年 3 月 20 日查幽门螺杆菌(—)。诺如病毒核酸定性检测(—)。A 群轮状病毒抗原(—)。腺病毒抗原(—)。甲状腺功能：正常。头颅 MRI：① 双侧侧脑室后角旁少许异常信号，脑白质髓鞘化不良待排，建议随访 MRI。② 所示副鼻窦炎症。腹部 CT(平扫＋增强)：未见明显异常。盆腔 CT(平扫＋增强)：盆腔少量积液，阑尾腔可见造影剂残留。血淀粉酶：正常。肿瘤指标：均正常。

2019 年 4 月 10 日胃镜示：慢性浅表性胃炎，幽门螺杆菌：阴性。

2019 年 4 月 17 日血常规＋C 反应蛋白：白细胞 7.37×10^{9}/L，中性粒细胞百分比 44.10%，淋巴细胞百分比 47.60%，血红蛋白 125 g/L，红细胞 4.56×10^{12}/L，血小板 303×10^{9}/L，C 反应蛋白 0.5 mg/L。肝肾功能＋电解质：谷丙转氨酶 58.8 U/L，碱性磷酸酶 155.7 U/L，肌酐 35.0 μmol/L，尿酸 395.7 μmol/L。心肌酶谱：正常。

尿淀粉酶(—)。尿常规(—)。促性激素 6 项：泌乳素 100.34 mIU/L，孕酮 <0.3 nmol/L。乙肝两对半(—)。甲状腺功能：正常。血呼吸道病原学检测(—)。粪常规(—)。呕吐物隐血(—)。消化道钡餐：上消化道钡餐造影未见明显异常。

【中医诊断】小儿胃脘痛。

【证候诊断】肝脾不和，胃失和降。

【西医诊断】慢性胃炎。

【治法】柔肝健脾，和胃降逆。

【处方】自拟柔肝健脾方加减。

炒白芍 12 g　潞党参 9 g　吴茱萸 3 g　炒白术 9 g
茯苓 9 g　蒲公英 9 g　煅瓦楞子 9 g　枇杷叶 9 g
怀山药 9 g　姜竹茹 9 g　玫瑰花 9 g　炙甘草 9 g

3 剂，中药免煎颗粒，每日 1 剂(共 2 格)，每次 1 格，开水冲 100 mL，少量多次分温频服。

同时使用拔罐疗法(上、中、下脘)留罐 3 分钟。

针刺内关(双)、合谷、足三里，留针 20 分钟。嘱如少量频服中药亦呕，可含九制陈皮。

【二诊】2019 年 4 月 26 日。患儿症情得缓，服药当日晚餐可进食少量米粥，食后偶诉胃脘疼痛，未发恶心呕吐。次日晨起胃纳较前改善，未再呕吐，舌质淡，苔薄白，脉细。前法奏效，再守原意，上方加桔梗 6 g，7 剂，服法同上。嘱饮食宜清淡有营养，少食多餐，不可多食，勿暴饮暴食。

【三诊】2019 年 5 月 6 日。患儿症情向愈，无腹痛，无呕恶，胃纳可，夜眠安，二便调。上方出入以巩固善后。

炒白芍 12 g　潞党参 9 g　炒白术 9 g　蒲公英 9 g
茯苓 9 g　新会皮 6 g　佛手 6 g　枇杷叶 9 g
炙鸡内金 9 g　炙甘草 6 g

14 剂，服法同上。

【按语】该患儿经治疗取效关键主要有 6 个方面：第一，辨证精准。据患儿胃脘疼痛，进食后呕吐，持续日久，伴恶心吞酸，有精神压力，舌红，苔白腻，脉细滑小弦，中医辨病诊为“小儿胃脘痛”，辨证为肝脾不和，胃失和降证。治以柔肝健脾，和胃降逆，方用自拟柔肝健脾方加减。予柔肝健脾方调和肝脾，怀山药味甘、平，健脾补中；枇杷叶入胃经，善清胃热、降胃气而止呕哕；竹茹味甘性凉，姜制增强降逆止呕之功；蒲公英既清湿热，兼治患儿咽痛；煅瓦楞子归肺、胃、肝经，消痰化瘀、软坚散结、制酸止痛；玫瑰花入肝、脾二经，理气解郁、活血散瘀。肝脾气血阴阳调和，气机升降相因，水谷纳运相得，阴阳燥湿相济，呕吐、胃脘疼痛向愈。第二，天人合一，三因制宜。三因制宜即因人、因时、因地制宜，体现中医天人合一之整体观。① 因人制宜：小儿生机旺盛，脏腑娇嫩，形气未充，脏气清灵，易趋康复，故用药宜轻疏灵动、柔和，中病即止，一般不用峻烈攻伐之药。② 因时制宜：该患儿发病节气在谷雨至雨水之间，春季“肝木当令”，肝属木“喜条达而恶抑郁”，患儿因频繁呕吐，对进食有较大压力，故安抚患儿勿要过于担心，及时进行心理疏导，帮助患儿树立信心，重视调畅情志。③ 因地制宜：不同地区的自然环境如气候、水土以及生活习惯，对人体的病理生理有着不同的影响，治疗用药也有所差异，该患儿为上海人，南方饮食习惯以大米为主，喜甜食，故嘱进食大米粥、九制陈皮含服，九制陈皮味酸甘生津，理气开胃，甘味入脾，脾气建运又有助于肝之疏泄。第三，内外合治。采用中药内服，针灸、拔罐外治，内外合治的中医综合疗法。第四，尤为重视中药服用方法。儿童服用中药，宜少量多次频服，该患儿进食则呕，叮嘱少量多次温服。第五，饮食宜忌。小儿饮食应均衡、有节，宜进食含富营养、易消化之食物，忌暴饮暴食，以避免过饥过饱、生冷不洁、不易消化之物损伤脾胃。《类证治裁》有云：“吐而中气久虚，必借谷食以和之”，故嘱大米粥以调养。第六，动态调整，病愈防复。二诊患儿症情较前好转，方守原意，加桔梗，乃参苓白术散之意，《经》言：“饮入于胃，游溢精气，上输于脾，脾气散精，上归于肺，通调入道，下输膀胱，水精四布，五经并行”，精微物质得以布散全身，脾气得健，水湿得运而呕吐缓解。三诊以平调肝脾，运脾和胃，巩固疗效，防止复发。

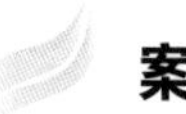

案二

金某，女，4 岁。2014 年 2 月 26 日初诊。

【主诉】 胃脘疼痛 3 月余。

【现病史】 患儿近 3 个月来自诉食后胃脘疼痛，脘腹痞满不适，食多恶心呕吐，平素因家长宠爱，任性恣意，急躁易怒，胃纳欠佳，夜眠欠安，小便尚调，大便溏结不调。

【望闻问切】 神清状可，形体瘦弱，咽部淡红，双扁无殊，心力肺清，全腹平软，舌质淡红，苔白薄腻，脉弦小滑。

【辅助检查】 暂无。

【中医诊断】 胃脘痛。

【证候诊断】 肝逆犯胃，脾失健运。

【西医诊断】 胃窦炎。

【治法】 柔肝健脾，和胃止痛。

【处方】 自拟柔肝健脾汤加味。

炒白芍 15 g　潞党参 10 g　炒白术 9 g　川黄连 3 g
吴茱萸 3 g　茯苓 9 g　佛手 5 g　姜竹茹 9 g
枇杷叶 9 g　炙鸡金 9 g　生山楂 9 g　炙甘草 3 g

14剂，每日1剂，水煎2次，共取汁100 mL，分2～3次温服。

【二诊】 2014年3月11日。服上药后患儿症情得缓，食后偶诉腹痛，未发恶心呕吐，舌质淡，苔薄白，脉小弦。前法奏效，再守原意，上方去黄连，加蒲公英9 g、山药9 g，14剂，煎服法同上。

【三诊】 2014年3月25日。患儿症情向愈，无腹痛，无呕恶，胃纳可，夜眠安，二便调。上方出入以巩固善后。

炒白芍15 g　潞党参10 g　炒白术9 g　蒲公英9 g
茯苓9 g　新会皮5 g　佛手5 g　枇杷叶9 g
炙鸡内金9 g　炙甘草3 g

14剂，煎服法同上。

【按语】

此案小儿胃脘疼痛，脘腹痞满，恶心呕吐，胃纳欠佳，大便不调，平素因家长溺爱而恣意任性，稍不合意即悒悒不乐，根据小儿“肝常有余”“脾常不足”的生理特点，虞坚尔将其发病归结为忧思恼怒，伤肝损脾，肝失疏泄，横逆犯胃，脾失健运，胃气阻滞，胃失和降，而发胃痛。此正如《沈氏尊生书·胃痛》曰：“胃痛，邪干胃脘病也……唯肝气相乘为尤甚，以木性暴，且正克也。”究其病机为肝逆犯胃，脾运失健，治当以柔肝健脾、和胃止痛。虞坚尔自拟柔肝健脾方，融局方戊己丸与四君子汤于一体，方中白芍养血柔肝，缓急止痛；党参、白术健脾益胃，益气助运；黄连清泻肝胃之火；吴茱萸疏肝解郁，和胃降逆；茯苓健脾渗湿、陈皮理气助运，炙甘草合白芍缓急止痛，并益气和中，调和诸药。此案中另佐以枇杷叶、姜竹茹降逆和胃止呕，佛手疏肝理气消痞，鸡内金、山楂健胃消食助运。又小儿为稚阳之体，黄连苦寒，易伤中阳，不宜久用，虞坚尔赏用蒲公英代之，《本草新编》言其“泻胃中实火，又不损土……凡系阳明之火起者，但可大剂服之”。如此诸药相合，共奏柔肝健脾、扶土抑木、和胃止痛之效。

【导师评语】

长期以来，人们都以为儿童疾病较少情志因素。近年来，随着独生子女一代成长，临证中发现七情对儿童疾病的影响不在成人之下。本案所记载的胃脘痛病例即可佐证。本案抓住肝气横逆犯胃的病机，沿用古方戊己丸化裁，合用益气健脾之药，治疗取得较好疗效。

案三

崔某，女，8岁。2013年8月30日初诊。

【主诉】反复胃脘痛4月余。

【现病史】患儿近4个月来胃脘疼痛反复发作，疼痛多于进餐后发生，疼痛隐隐，嗳气、反酸，自觉腹胀，急躁易怒，曾查胃镜示浅表性胃炎，服西药后诸症减，停药则又同前，食少纳呆，夜寐欠安，二便自调。

【望闻切诊】神清状可，形体消瘦，面色青黄，咽部淡红，乳蛾无肿，心力肺清，全腹平软，胃脘部轻压痛，舌质红，苔薄白，脉沉弱。

【辅助检查】胃镜示：浅表性胃炎。

【中医诊断】胃脘痛。

【证候诊断】脾胃不和。

【西医诊断】浅表性胃炎。

【治法】健脾和胃，疏肝行气。

【处方】六君子汤加味。

炒党参9 g　白茯苓9 g　焦白术9 g　制半夏6 g
炒白芍15 g　吴茱萸3 g　黄芩9 g　广陈皮6 g
川楝子9 g　佛手5 g　炙甘草3 g

14剂，每日1剂，水煎2次，共取汁200 mL，分2～3次温服。

【二诊】2013年9月14日。患儿服上药后诸症平，无胃痛、无嗳气、无反酸，大便软，每日1次。昨起新感发热，体温38.0℃上下波动，无咳嗽，无吐泻，胃纳差。查体：面色青黄，咽部充血，乳蛾未肿，心力肺清，腹部平软，触之不痛，舌质红，苔薄白，脉浮数。患儿新感，风热袭表，治以疏解，方用自拟和解方加减。

广藿香9 g　川厚朴6 g　姜半夏6 g　白茯苓9 g
软柴胡6 g　黄芩6 g　太子参6 g　荆芥穗9 g
关防风9 g　板蓝根9 g　生甘草3 g

7剂，煎服法同上。

【三诊】2013年9月21日。药后2日热退，未现咳嗽、鼻塞等不适，昨日进食后脘腹部略觉胀满，非疼痛，无嗳气，纳欠馨，夜寐安，大便调。证属脾气虚弱，治拟健脾益气，方以六君子汤加减，具体如下。

炒党参9 g　白茯苓9 g　焦白术9 g　制半夏6 g
炒白芍15 g　吴茱萸3 g　黄芩9 g　广陈皮6 g
佛手5 g　焦山楂9 g　炙甘草3 g

14剂，煎服法同上。

【按语】

慢性胃炎是由多种致病因素长期作用,引起胃黏膜炎症性病变,近年来全国各地区域性的流调显示,本病在儿童中的发病率不低。其主要临床症状为腹痛、腹胀、呃逆、反酸、恶心、呕吐、食欲不振、腹泻、无力、消瘦等,反复腹痛是小儿就诊的常见原因。中医将本病归于"胃脘痛"范畴,其病位在胃,多由饮食不节、嗜食生冷或忧思烦恼怒等损伤脾胃,气机不畅,从而导致胃的病变。胃之受纳、腐熟及消化功能,依赖于脾气的运化,肝气的疏泄,肾阳的温煦,故胃脘痛一症也与脾、肝、肾关系密切。本案脾胃失健,肝气犯胃,治以健脾和胃,疏肝行气。取六君、戊己丸合用,方中党参甘温,补中益气,白术苦温,燥脾补气,茯苓甘淡,渗湿健脾,甘草甘平,和中益土,再加陈皮理气散逆,半夏燥湿除痞,诸药相合则"气足脾运,饮食倍进,则余脏受荫,而色泽身强矣"(汪昂《医方集解・补养之剂》)。又本案小儿肝火不甚,热征不显,以肝郁为主,故以黄芩易黄连,因症用药,又避黄连苦寒之弊,加川楝子、佛手增强理气解郁之效。药后诸症平,适逢外感,感时胃脘部未现不适,治以疏解,上中二焦同治,感后5日脘腹部略有不适,但较前症状轻微,再予前方出入而获效。虞坚尔诊治脾胃病证,重视虚实寒热气血变化和脏腑之间的整体关系,既治脾胃,又注重其他脏腑对脾胃的影响;临证用药,擅于甘温补脾,将党参、茯苓、白术、甘草、山药、陈皮等温补调理脾胃之药,运用于各种治法之中;主张平剂和胃,慎用峻猛之药;攻补兼施,强调治疗及时和准确,力求攻不伤脾胃,补脾不滞邪,中病即止。

【导师评语】

小儿胃脘痛近年来渐多,虽有饮食不节,亦有情志因素。本案结合儿童生理病理特点,根据临床表现,发扬前人学术思想,以戊己丸为主方辨证辨病结合,病理情志同虑,总结了小儿胃脘痛的证治,形成儿科特色。甚好!尤其在儿科用药中,遵"稍呆则滞,稍重则伤"之古训,组方精简,中病即止,以平为期,中焦得衡,实为临证之指南也。

案四

黄某,女,8岁。2012年8月14日初诊。

【主诉】胃脘疼痛、嗳气频作半年余。

【现病史】患儿自半年前无明显诱因下出现胃脘时痛,嗳气频作,偶有吞酸,无恶心呕吐,无腹泻便溏。家长予服铝碳酸镁片等制酸剂罔效。胃纳佳,二便调,夜寐安。

【望闻切诊】神志清，精神可，咽略红，心肺清，全腹平软，剑突下轻压痛，无反跳痛及肌卫，肝脾肋下未及。舌质红，苔薄黄，脉弦滑。

【辅助检查】2012年4月12日胃镜诊断：胃窦炎。

【中医诊断】胃脘痛。

【证候诊断】肝火犯胃。

【西医诊断】浅表性胃炎。

【治法】清肝降气，健脾和胃。

【处方】戊己丸合六君子汤出入。

黄芩9 g	吴茱萸9 g	炒白芍15 g	川楝子9 g
佛手6 g	炒党参9 g	炒白术9 g	云茯苓9 g
制半夏9 g	广陈皮6 g	炙甘草3 g	

14剂，每日1剂，水煎2次，共取汁200 mL，分2～3次温服。

【二诊】2012年9月11日。患儿服上药后，胃痛缓解，嗳气得减，已无吞酸，舌略红、苔薄黄，脉小滑。前方奏效，再守前义，前方加川楝子9 g、佛手6 g、炙鸡内金9 g，14剂，煎服法同上。

【三诊】2012年10月9日。诸症已平，无嗳气吞酸，无胃脘疼痛。嘱无须再诊，饮食忌辛辣刺激生冷，起居宜注意保暖，调摄情绪。

【按语】

明代万全尝论小儿“肝常有余”，而现代小儿多因家长溺爱而恣意任性，稍不合意即悒悒不乐，导致肝失疏泄，郁而化火，横逆犯胃，胃气上逆，遂见嗳气、吞酸、腹痛诸症。虞坚尔用《局方》戊己丸加减配伍四君或六君之类以清肝降气，健脾和胃，治疗此类疾病每收良效。戊己丸由黄连、白芍、吴茱萸三味中药组成，主治肝火犯胃、肝胃不和所致的胃脘灼热疼痛、呕吐吞酸、口苦嘈杂、腹痛泄泻。方中原以黄连为君，虞坚尔虑小儿“稚阳”之体，不耐寒霜，以黄芩更替之，免其大苦大寒折伤中阳之弊。黄芩清泻肝火为君药，肝火得清，自不横逆犯胃，吴茱萸疏肝解郁，和胃降逆为臣药，白芍养血柔肝，缓急止痛为佐药，再伍六君子汤健脾益气，扶土抑木，川楝子、佛手疏肝理气止痛，诸药相合，共奏清泻肝火、健脾助运、降气和胃之效。

【导师评语】

此医案以小儿常见病胃窦炎为例，以万全“肝常有余”学说，结合现代家庭娇养儿童而多情志致病，以古方戊己丸加减出入治疗，取得较好疗效，此案对儿童临床有较好的指导意义。

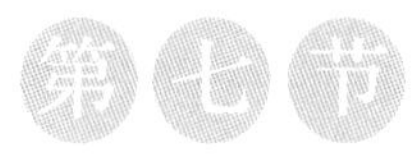

清咽方应用案

案一

顾某，男，7岁。2014年8月12日初诊。

【主诉】咽痛发热3日。

【现病史】患儿3日前因受凉而出现发热、咽痛，体温波动在39℃上下，咽痛拒食。既往曾因扁桃体炎反复发病，多次抗感染治疗，抗生素疗效递减，口服罔效，需静脉用药5～7日方可治愈。刻诊患儿高热恶寒，咽痛拒食，胃纳呆，寐欠安，大便干，小便调。

【既往史】反复扁桃体炎。

【望闻切诊】神清状可，形体中等，唇红颊赤，咽峡红赤，喉核肿大，上布脓点数枚，色黄或白，心力肺清，全腹平软，舌质红，苔薄黄，脉滑数。

【辅助检查】血常规：白细胞 12.7×10^9/L，中性粒细胞比例89%，C反应蛋白32 mg/UL。

【中医诊断】急乳蛾。

【证候诊断】肺胃郁热。

【西医诊断】急性扁桃体炎。

【治法】清热泻火，解毒利咽。

【处方】清咽汤化裁。

四季青 12 g　蒲公英 15 g　黄芩 9 g　栀子 9 g
赤芍 9 g　牡丹皮 9 g　仙鹤草 30 g　生甘草 3 g

7剂，每日1剂，水煎2次，共取汁200 mL，分2～3次温服。

【二诊】2014年8月19日。服上方3剂后，身热即平，咽痛缓解，7剂尽而诸症皆平，刻诊无不适主诉，胃纳可，夜眠安，二便调，舌略红，苔薄少，脉细数，再拟益气养阴以善后。

绵黄芪 9 g　炒白术 9 g　云茯苓 9 g　青防风 9 g
制半夏 9 g　广陈皮 9 g　仙鹤草 30 g　生地黄 15 g
生甘草 3 g

7剂，煎服法同上。

【按语】

小儿扁炎易致高热不退，临床甚为棘手。《疡科心得集·辨喉蛾喉痈论》言："风温客热，首先犯肺，化火循经，上逆入络，结聚咽喉，肿如蚕蛾，故名喉蛾。"咽喉为肺胃之门户，风热之邪循口鼻而入侵肺、胃两经，咽喉首当其冲，邪热上攻咽关，郁结于喉核（腭扁桃体），络脉受阻，气血壅滞，邪热烁灼而致血败肉腐成脓，临证多以风热论治。本病急性期多属实热证，肺胃热盛，治疗以清热泻火为大法；急性期后，气阴耗伤，应以益气养阴调理善后，若有余邪未清，则可佐以祛邪利咽。清咽方是虞坚尔治疗小儿扁炎的经验方，方中四季青味苦涩性寒，功能清热解毒，敛疮止血、凉血，现代药理研究证实：四季青具有广谱抗菌、抗感染的作用。蒲公英味苦甘性寒，功能清热解毒、祛风散结。现代药理研究证实，蒲公英具有抗菌、抗病毒的作用，《本草新编》言其"泻胃中实火，又不损土……凡系阳明之火起者，但可大剂服之……阳明之火降，而各经之火亦可自消"。四季青、蒲公英两者配伍，清热解毒之功益增，黄芩疏风清热利咽，栀子清热泻火，导热下行，使邪有去路，赤芍、牡丹皮清热凉血，活血散瘀，而无冰伏留瘀之弊，仙鹤草解毒消肿，扶正祛邪，甘草泻火利咽，又能调和诸药，全方共奏清热解毒利咽之效。

【导师评语】

乳蛾一证，儿童常见。常伴高热，医生和家长均较重视，反复发作。常可见他脏变证或兼证。初起多见风热，然即见肺胃热蕴、肉腐成脓之变化。清咽汤及相关化裁经临床多年验证，疗效确切。如脓点密布，可以山豆根替换栀子，另可酌加挂金灯，惟此二药味苦性寒，儿童应根据年龄及体质少少与之。并令口中含服片刻，更有良效。

案二

李某，男，7岁。2013年06月19日初诊。

【主诉】扁桃体化脓反复发作2年，加重3日。

【现病史】患儿近2年频繁扁桃体炎急性发作，多有化脓，约每月1次，发作时高热持续，多行抗生素静脉滴注5～7日。3天前又作，高热，伴有鼻塞，夜寐打鼾，张口呼吸，手足心热，性急易怒，大便干，3日未行。

【既往史】腺样体肥大病史。

【望闻切诊】一般好，咽充血，扁桃体Ⅱ°肿大，多个化脓点，心肺（—），腹（—），舌质红，苔白厚腻，脉滑有力。

【辅助检查】无。

【中医诊断】乳蛾。

【证候诊断】胃火炽盛,热结腑实。

【西医诊断】慢性扁桃体炎急性发作。

【治法】清热解毒,利咽排脓,佐通腑泻热。

【处方】千金苇茎汤加减。

金荞麦 12 g　酒黄芩 9 g　生大黄 3 g　生石膏 15 g
夏枯草 9 g　牡丹皮 9 g　大桃仁 9 g　干芦根 9 g
冬瓜子 9 g　苦桔梗 9 g　皂角刺 9 g　金银花 9 g
连翘心 9 g　山慈菇 9 g　生甘草 6 g

5 剂,每日 1 剂,水煎 2 次,分次服用。

【二诊】服药后,患儿热退,脓消,喉核仍肿大如蛾,便通,打鼾虽较前减轻,仍时有鼾声,性急转和,舌质红,苔薄白,脉有力。辨证为热毒内蕴,痰瘀结滞。治当清热解毒,消痰散结通络,前方去大黄、冬瓜子,加细辛、地龙、穿山甲粉。

金荞麦 12 g　酒黄芩 9 g　北细辛 3 g　生石膏 15 g
夏枯草 9 g　牡丹皮 9 g　大桃仁 9 g　干芦根 9 g
地龙干 9 g　苦桔梗 9 g　皂角刺 9 g　金银花 9 g
连翘心 9 g　山慈菇 9 g　生甘草 6 g　穿山甲粉 3 g(吞服)

5 剂,每日 1 剂,水煎 2 次,分次服用。

【三诊】诸症消,鼾平,卧安,喉核肿大由原来Ⅱ°缩减为Ⅰ°,不红,辨治同前,继以前方调治,增软坚散结之品。

金荞麦 12 g　酒黄芩 9 g　京三棱 9 g　浙贝母 9 g
夏枯草 9 g　干海藻 9 g　制半夏 9 g　山慈菇 9 g
地龙干 9 g　连翘心 9 g　皂角刺 9 g　三七粉 3 g(吞服)
生甘草 6 g

10 剂,每日 1 剂,水煎 2 次,分次服用。

【按语】

慢性扁桃体炎反复急性发作临床常见,也较为棘手,在急性期多以抗炎对症治疗为主,但并不能减少这类患儿的反复发作,对缩小扁桃体作用也不大。这类患儿常常伴有咽干、咽部异物感、夜间打鼾、口臭、言语不利等,治疗上减少反复发作、缩小扁桃体炎肿大并消除相应的症状至关重要。

慢性扁桃体炎多因急性扁桃体炎肿大时未彻底治疗,热退即停药,但喉核局部的余毒未清，热盛毒蕴所致的瘀阻未通、痰结未消，致使喉核脉络郁阻，气血壅滞。毒邪内蕴、痰结血瘀是其基本的病理机制，毒邪内蕴致痰结血瘀，痰结血瘀使内蕴毒邪不易清除，形成恶性循环。慢性扁桃体炎肿大的扁桃体防御能力减弱，一遇外感侵袭，更易发生病变。研究显示：扁桃体隐窝内隐藏许多种类的细菌和病毒，当全身抵抗力下降时，它们在隐窝内大量滋生繁殖，引发急性发作。慢性扁桃体炎多属隐窝型，隐窝内的大量细菌、白细胞和脱落上皮细胞、渗出物等混合而成干酪样物向隐窝口排出，使隐窝黏膜受损，产生溃疡，上皮增厚，溃疡愈合，形成瘢痕，堵塞开口，则隐窝扩张成小囊肿或小脓肿。

本例急性发作时就诊，内热炽盛，煎灼喉核，化腐成脓，兼热结腑实，治当清热解毒，利咽排脓，佐通腑泻热，处方以千金苇茎汤加减；二诊热退后，虽望诊已无脓点，但隐含内里的不能忽视，继以前法，并加用细辛、地龙、穿山甲粉具有穿壁通络之品，务在使脓尽痰消瘀毒去除；三诊喉核肿消部分，仍有肿大，喉核因长期增生肿大，部分患儿已有瘢痕形成，是治疗的难点，增大软坚散结力度，加用干海藻、制半夏、山慈菇、三七粉，此期治疗时间可以在1个月左右。开金锁利咽解瘀毒，穿山甲、浙贝母、连翘、夏枯草、干海藻皆有散结作用，其中穿山甲散结作用最有效，《本草从新》谓其“专能行散，通经络，达病所”。《医学衷中参西录》曰：“穿山甲……其走窜之性，无微不至，故能宣通脏腑，贯彻经络，通达关窍，凡血凝血聚为病，皆能开之。”穿山甲善治咽喉肿痛，取其走窜之性，达病所，活血散结、解毒败毒之功，药证相合，为主药。干海藻对慢性扁桃体局部瘢痕形成者用久有软坚散结消痕之功；穿山甲、京三棱活血化瘀。

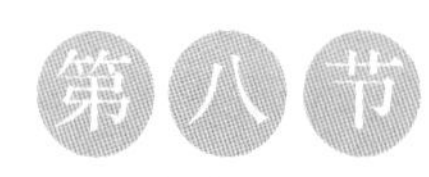

通窍方应用案

案一

钱某，女，6岁。2013年7月30日初诊。

【主诉】耳鸣时作半年余。

【现病史】患儿近半年来时诉耳鸣，鸣声细缓，并伴落发增多，前往某医院五官科诊治，未检出实质病变而未曾用药。患儿自出生起即体弱多病，长年因感冒、咳嗽、湿疹等病就医，每月均有静脉用药病史，刻诊无他不适，汗出较多，胃纳一般，夜寐欠安，二便尚调。

【既往史】反复呼吸道感染。

【过敏史】无。

【望闻切诊】神志清楚，精神欠振，形体瘦弱，毛发少泽，面色青苍，咽部微红，双扁无殊，心力肺清，全腹平软。舌质红，苔薄白，脉沉细。

【中医诊断】耳鸣。

【证候诊断】肝肾不足。

【西医诊断】耳鸣。

【治法】补肾养肝。

【处方】六味地黄丸加减。

熟地黄 6 g　　山茱萸 9 g　　淮山药 9 g　　云茯苓 9 g

牡丹皮 9 g　　建泽泻 9 g　　枸杞子 9 g　　灵磁石 9 g

14 剂，每日 1 剂，水煎 2 次，共取汁 100 mL，分 2～3 次温服。

【二诊】2013 年 8 月 13 日。服药后耳鸣得缓，落发未减，食后嗳气，胃纳一般，夜寐不安，二便尚调。舌脉同前。前法奏效，再予上方加佛手 5 g、炙鸡内金 9 g，14 剂，煎服法同上。

【三诊】2013 年 8 月 27 日。近 1 周来未诉耳鸣，落发亦减，夜寐转安，嗳气偶作，汗出仍多，口渴喜饮，二便自调。舌淡红，苔薄白，脉略沉。再拟调益。

熟地黄 6 g　　山茱萸 9 g　　淮山药 9 g　　云茯苓 9 g

牡丹皮 9 g　　建泽泻 9 g　　生黄芪 9 g　　太子参 9 g

煅龙骨 30 g　　煅牡蛎 30 g　　麻黄根 9 g

14 剂，煎服法同上。

【四诊】2013 年 9 月 10 日。患儿诸症向愈，耳鸣已无，落发亦少，胃纳开，夜寐安，二便调。舌质淡，苔薄白，脉平。予成药六味地黄丸以调补善后，每日 3 次，1 次 8 丸，并嘱起居有节。

【按语】

《素问·阴阳应象大论》曰："肾主耳……在窍为耳。"《灵枢·脉度》论："肾气通于耳，肾和则耳能闻五音矣。"肾藏五脏六腑之精，先天后天之精，肾精充沛，则能上输精气于耳，耳得肾精濡养而听力敏锐。肾精不足，耳窍失养，往往导致耳聋、耳鸣，故耳与肾的关系最为密切。小儿先天不足，或后天失养，或病后失调，尤其是先天禀赋不足，可导致肾精损耗，髓海空虚，而发生耳鸣。耳与肝的关系亦非常密切。耳为肝胆经脉之所辖，肝与胆互为表里，胆经"抵头循角下耳后……支者耳后贯耳内”。肝的功能紊乱，循经上扰耳窍，亦会影响耳的功能，古贤曾言“肝胆火盛，耳内蝉鸣”“肝气逆则耳聋不聪”，若肝阴不足，虚火上扰，则发耳鸣耳聋。

此案患儿乃由先天不足，反复易感，病后失调，耗伤精血，致使肝肾亏虚，耳窍失于濡养而作耳鸣。肝藏血，发为血之余。头发的营养源于血，肝血不足时头发易于脱落。肾，其华在发。头发的营养虽然来源于血，但生机根源于肾，肾精亏虚，毛发容易枯槁而脱落。患儿脱发亦是肝肾精血不足的明证。肾精肝血互可转化，肝阴肾阴相互滋生，故虞坚尔对其治以六味地黄丸滋补肝肾，此取“肝肾同源”“精血同源”，治则“乙癸同调”之意。又磁石咸寒质重，功能护真阴，镇浮阳，正合对治阴精亏损，无以奉养耳目所致之耳鸣、耳聋，《本草纲目》言其“色黑以入肾，故治肾家诸病，而通耳明目”。枸杞味甘质润，善滋补肝肾之阴，《景岳全书》言“其功则明耳目”。如此组方，药味虽简，有的放矢，药后即效。二诊时患儿耳鸣虽缓，食后嗳气，虞坚尔在原方基础上增佛手、鸡内金理气助运，健胃消食。三诊时患儿诸症向和，唯汗出较多，虞坚尔继以六味地黄丸调补肝肾，加予煅龙牡、麻黄根收涩敛汗，太子参、黄芪健脾益气，补肺固表，此亦寓调后天以补先天，治脾胃以安五脏之意。

【导师评语】

小儿为稚阴稚阳之体，肺、脾、肾三脏不足，既往临床，虽见肾虚之象，多为“五迟五软”之证，耳鸣少见。今以耳鸣为主诉，以肝肾不足为病机，用六味地黄调治，对临床确有指导意义。另“乙癸同源”，调肝以补肾尤符医理。

案二

郭某，女，6岁。2014年1月14日初诊。

【主诉】耳鸣耳痛3月余。

【现病史】近3个月来患儿自觉耳鸣耳痛，疲劳及运动后症状加剧，曾在五官科诊治，因专科检查无殊而未予治疗。其后患儿仍以耳疾为苦，并觉胃脘不适，隐隐作痛，食后尤甚，故今来求中医治疗。此儿既往体弱易感，时作发热咳嗽。胃纳呆，夜寐安，二便调。

【既往史】反复呼吸道感染，过敏性鼻炎。

【望闻问切】神志清，精神可，面欠华，咽淡红，扁无殊，两肺清，心音力，腹平软，舌质淡，苔薄白，脉软弱。

【中医诊断】耳鸣。

【证候诊断】肺脾不足。

【西医诊断】耳鸣。

【治法】健脾益气，补肺固表。

【处方】玉屏风散加味。

绵黄芪 9 g　　炒白术 9 g　　北防风 6 g　　姜半夏 9 g

茯苓 9 g　　广陈皮 6 g　　杭白芍 15 g　　黄芩 9 g

佛手 6 g　　灵磁石 9 g　　炙甘草 3 g

14 剂，每日 1 剂，水煎 2 次，共取汁 100 mL，分 2～3 次温服。

【二诊】2014 年 1 月 28 日。药后耳鸣耳痛大减，时有鼻塞喷嚏，餐后脘腹隐痛，胃纳少，夜寐安，二便调。舌质淡，苔薄白，脉濡软，前方奏效，再拟健脾益气，四君子汤加味。

潞党参 9 g　　炒白术 9 g　　白茯苓 9 g　　黄芩 9 g

杭白芍 15 g　　吴茱萸 3 g　　辛夷 5 g　　香白芷 5 g

太子参 12 g　　大红枣 9 g　　山楂 9 g　　炙甘草 3 g

14 剂，煎服法同上。

【三诊】2014 年 2 月 11 日。诸症已平。再拟前方出入以巩固善后。

潞党参 9 g　　炒白术 9 g　　白茯苓 9 g　　黄芩 9 g

杭白芍 15 g　　吴茱萸 3 g　　辛夷 5 g　　北细辛 3 g

太子参 12 g　　灵磁石 9 g　　大红枣 9 g　　山楂 9 g

炙甘草 3 g

14 剂，煎服法同上。

【按语】

中医学认为肾开窍于耳，耳病多与肾相关，此案患儿却有所不同。她既往体弱，反复呼吸道感染，此次病发耳鸣耳痛以来，每因疲劳加剧，胃脘不适，食后作痛，其证当属脾虚气弱。盖脾主运化，成精微以充气血，脾主升清，升清阳以荣耳窍，脾气虚弱，运化不及，必荣卫气血化生乏缘，清阳不升，耳窍经脉失于濡养，则经气不行，血流不畅，发为耳鸣耳聋。又脾虚失运，饮食停滞而作腹痛。另土能生金，脾土虚弱，则肺金亦不足，故见患儿体虚多病，反复外感。虞坚尔初诊即肺脾同治，予玉屏风散加味健脾益气，补肺固表，方中伍白芍、炙甘草和中止痛，佛手理气助运，黄芩监制诸药之温，另灵磁石一味"通耳明目"，为虞坚尔治耳病时所常用。二诊患儿证情得缓，虞坚尔再予四君子汤加味益气健脾补虚，方中吴茱萸、白芍、黄芩乃取戊己丸意调和肝脾，缓急止痛，以御土虚木乘，辛夷、白芷宣肺通窍对治鼻塞喷嚏，甘草、大枣、山楂以和中助运。三诊时患儿诸症已平，仍守原义以调燮善后。此案患儿耳鸣耳痛，虞坚尔主治以健脾益气，脾气充，脾运健，清阳升，而诸症平，警示我们“治病必求于本”。

【导师评语】

本案所载小儿耳鸣耳痛一证，已除外五官科疾患，当从儿科调治。常用调补肝肾之法，然本案书写者从小儿脏腑功能失调、气血精皆虚角度着手另辟蹊径，肺脾同治，佐以对症之品，取得良好疗效，可为临床实践效仿。

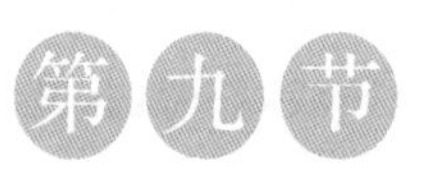

第九节 血尿方应用案

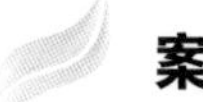

案一

朱某，男，6岁，2012年9月4日初诊。

【主诉】发现镜下血尿2年余。

【现病史】患儿于2年前因偶尔体检发现镜下血尿，经系统检查确诊为“胡桃夹现象”，之后反复多次检测尿常规，每查均见红细胞，波动在10个/HP至满视野/HP，不适，饮食、二便，睡眠皆佳。患儿已在我门诊治疗半年，镜下红细胞时多时少，波动在数个/HP至满视野/HP，今按其治法分类进行归纳总结。

【望闻切诊】形体偏瘦，面色尚润，睑无浮肿。心力肺清，腹部平软。舌质淡红，舌苔薄白，脉沉有力。

【辅助检查】尿常规：红细胞：满视野/HP，余(—)。

【中医诊断】血尿。

【证候诊断】脾肾不足，气不摄血。

【西医诊断】胡桃夹现象。

【治法】健脾升阳，益气摄血。

【处方】四君子汤加减。

太子参 9 g	焦白术 9 g	白茯苓 9 g	炙甘草 3 g
女贞子 9 g	墨旱莲 20 g	生地黄 9 g	大蓟 9 g
小蓟 9 g	软柴胡 5 g	川升麻 6 g	仙鹤草 30 g
黄芩 6 g	生黄芪 12 g		

【二诊】和解法：和解少阳，化湿和胃。

广藿香 9 g	川厚朴 6 g	姜半夏 6 g	白茯苓 9 g
软柴胡 6 g	黄芩 6 g	太子参 6 g	女贞子 9 g
墨旱莲 20 g	大蓟 9 g	小蓟 9 g	生地黄 9 g
仙鹤草 30 g	南沙参 9 g	北沙参 9 g	

加减：炙黄芪 9 g，鸡内金 9 g。

【三诊】益气补肾，清热解毒活血。

太子参 9 g	焦白术 9 g	白茯苓 9 g	炙甘草 3 g
女贞子 9 g	墨旱莲 20 g	生地黄 9 g	大蓟 9 g
小蓟 9 g	仙鹤草 30 g	黄芩 6 g	板蓝根 9 g
紫草 9 g	玉米须 20 g	扦扦活 20 g	

【按语】

胡桃夹综合征亦称肾静脉受压综合征，儿童发病分布在 4～7 岁，多发年龄见于 13～16 岁，是儿童非肾性血尿常见的原因之一，为左肾静脉汇入下腔静脉的行程中，因走行于腹主动脉和肠系膜上动脉之间形成的夹角受到挤压而引起的临床症状。产生的血尿一般是直立性血尿，多为瘦高的青少年，预后良好，成年后大多数血尿会逐渐好转。一般不主张治疗。

胡桃夹综合征虽非病理性疾病，然其长期失血，积久则血虚，进而耗气，累及脾肾两虚，中医药可针对气血两虚之证积极治疗，并积极探索减轻胡桃夹综合征之方药。本案患儿家长积极配合，坚持用药半年，在此期间，患儿未表现出体位变化的直立性血尿特点，验尿多为晨起小便，每次均见红细胞，可能是此类疾病中偏重者，在治疗中发现一现象，患儿每于外感应用抗生素后，尿中红细胞减少，应用清热解毒药效好，如板蓝根。治疗在补肾止血的基础上(女贞子 9 g，墨旱莲 6 g，生地黄 9 g，大蓟 9 g，小蓟 9 g)，每于外感或外感后应用清热解毒活血之法，清热解毒法取效考虑可能与血溢脉外致局部血管受损之非感染性炎症，对其有保护作用有关，有待进一步研究。另考虑患儿长期慢性失血，可致贫血，久则气血不足，脾肾两虚，治以健脾益气、升阳养血、调补脾肾、健运脾胃，予治疗防变于一体。再者应用和解少阳、化湿和胃的和解法疏利三焦，健运中焦，直达病所，并涵养后天以期强壮丰腴，减少局部挤压。黄芩在此取其抗炎、抗病毒、凉血、调节免疫之功效。扦扦活又名接骨木，辛，平，入肺经，有抗菌消炎、清热解毒、祛风除湿、活血止痛、通经接骨等功效，开阔了治疗思路和用药的灵活性。

【导师评语】

胡桃夹综合征虽为解剖变异所致，但长期慢性失血可致气血两虚，严重影响儿童健康，西医主张手术治疗。但本病多数儿童在发育阶段可改善，故用中医中药改善血尿、消除贫血，为大多数患儿及家长所接受。本案总结用不同治则治疗本病，包括清热解毒中药的应用，积极探索最佳方药，难能可贵。此案如能长期随访，则对中医儿科临床更具有指导意义。

案二

余某，男，7岁，2013年1月26日初诊。

【主诉】紫癜性肾炎3周。

【现病史】3周前出现双下肢皮肤出血点，伴腹痛、关节痛，在某医院以紫癜性肾炎诊治，诸症得缓，虽已出院，但尿检红细胞、白细胞，蛋白均呈阳性改变，故来我院求诊，纳食可，二便调，夜寐安。

【望闻切诊】形体偏胖，双下肢皮肤无出血点，咽略充血，心力肺清，腹部平软。舌质红，苔薄白，脉滑数。

【辅助检查】尿常规：红细胞20～25个/HP，白细胞5～8个/HP，尿蛋白(＋＋＋)，隐血(＋＋＋＋)。

【中医诊断】紫癜，血尿。

【证候诊断】外感初起，血不循经。

【西医诊断】紫癜性肾炎。

【治法】疏风和解，凉血止血。

【处方】自拟和解方加减。

广藿香9 g　川厚朴6 g　姜半夏6 g　白茯苓9 g
软柴胡6 g　黄芩6 g　太子参6 g　荆芥穗9 g
关防风9 g　仙鹤草30 g　车前草20 g　生地黄15 g
紫　草9 g

7剂，每日1剂，水煎2次，共取汁200 mL，分2～3次温服。

【二诊】2013年2月2日。无不适感，神疲，面色欠华，咽略红，纳食欠馨，舌质淡，苔薄白，脉微沉。尿常规复查：红细胞12～15个/HP，白细胞0个/HP，尿蛋白(＋＋＋)，隐血(＋＋＋＋)。症属气不摄血，拟益气摄血、通络止血。方以四君子汤加减。

太子参9 g　焦白术9 g　白茯苓9 g　炙甘草3 g

女贞子 9 g　　墨旱莲 20 g　　生地黄 9 g　　大蓟 9 g

小蓟 9 g　　仙鹤草 30 g　　玉米须 20 g　　扦扦活 20 g

7 剂，煎服法同上。

【三诊】 2013 年 2 月 9 日。面色光华有泽，活泼好动，咽略红，纳食增，舌质淡，苔薄白，脉平和。尿常规复查：红细胞 8～10 个/HP，白细胞 5～8 个/HP，尿蛋白（＋），隐血（＋＋）。外院检查激活全血凝固时间（ACT）59 秒，甘油三酯稍高，尿 24 小时定量 0.42 g，补体 C3 下降。症属气不摄血，血热妄行兼见，拟益气凉血摄血。方以六君子汤加减。

太子参 9 g　　焦白术 9 g　　白茯苓 9 g　　炙甘草 3 g

姜半夏 6 g　　广陈皮 9 g　　肥知母 9 g　　黄芩 9 g

生地黄 9 g　　赤芍 9 g　　牡丹皮 9 g　　仙鹤草 30 g

玉米须 20 g　　扦扦活 20 g

14 剂，煎服法同上。

以此方加减调理近 2 个月，患儿尿检正常。

【按语】

紫癜性肾炎因过敏性紫癜并发，过敏为起因，病程中变化多端，皮肤出血点时出时没，伴随症状如腹痛、关节痛等亦变化多端，与风邪善行数变的特点相符，累及肾脏者，如有咽喉红赤或肿大者，多为风邪循少阴经而入，侵及肾脏，故在首诊中仍辨证为感受风邪，邪毒入里，损伤脉络，血不循经，三焦是气、血、水循行的通道，三焦络脉受损，血及精微物质溢脉外则见血尿、蛋白尿，治以疏风和解，凉血止血。用广藿香、软柴胡、荆芥穗、关防风疏散表邪，用软柴胡、黄芩、姜半夏、太子参，有小柴胡汤和解少阳、通达三焦之意。柴胡，借其辛平升发之性，畅达三焦，使转枢利、气机和、膜腠畅，则元气得以伸张，郁邪得以外达；黄芩，借其苦寒之性，清理郁积之相火；姜半夏、川厚朴和胃化湿；太子参扶正，助邪外出。小柴胡汤集调畅气机、益气活血、清热利湿诸法于一方，斡旋三焦，攻补兼施。生地黄、紫草、车前草凉血止血，仙鹤草扶正止血。二诊、三诊余邪渐去，虚证渐显，神疲，面色欠华，舌质淡，脉微沉。有气虚的病机，恐其不能统摄精微，调整治则为益气摄血为主，以四君、六君加减治疗。紫癜性肾炎的病理基础是肾小球基底膜受损，血中大分子细胞和蛋白渗出，修复和强健基底膜的固摄作用，健脾益气固摄和凉血止血齐头并进是明智之举，另外，调节免疫不可忽视，黄芩、生地黄既具调节免疫的作用，可酌情应用。诸药共用，以期达到恢复正气、祛除病邪、防止复发、全面缓解的目的。

【导师评语】

紫癜性肾炎之病理基础是肾小球基底膜受损，中医辨证本病为脾所主，故治疗上健脾益气调摄、凉血止血要齐头并进。根据辨证与辨病相结合的原则，可酌加调节免疫之品，黄芩、生地黄均具此效，可长期应用。

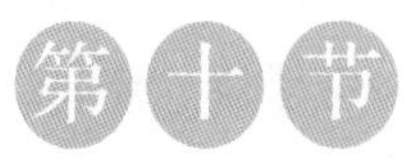

抗佝方应用案

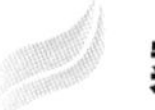

案一

万某，男，1 岁，2013 年 3 月 19 日初诊。

【主诉】夜惊、盗汗半年余。

【现病史】患儿近半年来夜卧不安，时有惊醒，哭闹不安，心烦躁扰，盗汗明显，汗出浸衣，混合喂养，维生素 D 和钙粉添加仅 1 个月，胃纳一般，大便时干时稀。

【个人史】第二胎，第二产，足月剖宫产，出生体重：3.1 kg。

【望闻切诊】形体偏瘦，方颅枕秃，前囟未闭，直径 1.8 cm，乳牙$^{2}_{2}+^{2}_{2}$已萌，肋骨外翻，心力肺清，腹部平软。舌质淡红，舌苔薄白，指纹色淡。

【中医诊断】五迟五软。

【证候诊断】脾肾两虚。

【西医诊断】佝偻病。

【治法】健脾补肾。

【处方】佝二方加减。

菟丝子 6 g　制苍术 3 g　生黄芪 9 g　香谷芽 9 g
煅龙骨 9 g　煅牡蛎 9 g　炙甘草 3 g

14 剂，每日 1 剂，水煎 2 次，共取汁 200 mL，分 2～3 次温服。

【医嘱】嘱合理添加辅食，补充维生素 D 和钙，多晒太阳。

【二诊】2013 年 4 月 2 日。药后夜卧安，少有惊醒和哭闹，盗汗减轻，胃纳尚佳，大便成形不干，日行 1 次。望体同前。再拟上方出入，加熟地黄 9 g，继服 1 个月。嘱无需再诊。

【按语】

佝偻病在儿科极为常见，是由于维生素 D 缺乏，致使体内钙、磷代谢失常，从而引起以骨骼生长障碍为主的全身性疾病。临床表现为多汗、齿迟、发稀等症，严重者可见鸡胸、龟背，本病主要见于婴幼儿期。佝偻病属中医“五迟”“五软”“夜惊”“汗证”范畴。是因先天禀赋不足，后天调养失宜，脾肾不足，骨质柔软所致；肾虚则髓海不足，精气不充，骨化不全，骨骼软弱，肌肉不实，以致坐立行走无力，头颅软化，囟门迟闭，牙齿晚出，甚至出现鸡胸、龟背等。脾虚则肝旺，肾虚则肝失涵养，肝阳上亢，阳失潜藏，以致烦躁不安、情态乖张、夜啼、多汗、夜寐不宁。虞坚尔治疗本病，以健脾补肾为主，精选菟丝子平补肾阴肾阳，制苍术运脾，但量不宜过大，生黄芪健脾补气固表，煅龙骨、煅牡蛎平肝潜阳，敛汗固涩，动物的贝壳入药，含大量钙成分，香谷芽、炙甘草健脾助运促进吸收，综观全方，药简力专，疗效显著。此方已作为科研成果转让，有待开发新药。

【导师评语】

维生素D缺乏性佝偻病近年虽已少见，但亦是影响儿童生长发育的“四病”之一。多年来，调补脾肾法治疗本病已被广泛接受。本方经多年临证验证，疗效确切，服用方便，可以推广应用。本案如能随访则更有意义。

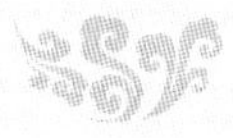

第五章

匠心传承篇

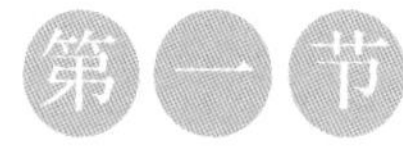

第一节 教学及人才培养

虞坚尔带领本学科在临床工作、科学研究、教育教学、人才培养等方面取得了较大进步，在做好临床和科研工作同时，注重学科的基础建设、学术建设、人才队伍建设、文化建设等。

为了适应教学发展的要求，带领教研室进行了研究生、本科生教学改革的研究，进行医学专业学位研究生深度建设中医典籍“治未病”学术思想及应用选讲，上海中医药大学《中医儿科学》精品课程建设，《中医儿科学》精品课程网站建设，新课程改革下的中医儿科学教学设计与实施，085 项目公共服务平台建设子项目中医儿科住院医师规范化培训教材及出科考题库，CCS 考站，OSCE 考站建设，采用床边教学，使学生对本科室疾病有更直观的认识，使临床与教学结合更为紧密，加强对实习生临床能力的培养，取得了较好的教学效果。

近年承担 10 余部国家规划教材的编写工作。其中主编国家规划教材 5 部，包括国家卫生和计划生育委员会“十三五”规划教材・全国高等医药教材建设研究会规划教材・全国高等中医药院校研究生规划教材《中西医结合儿科临床研究》；普通高等教育“十二五”国家级规划教材《中西医结合儿科学》；全国高等中医药教材《中医儿科学》；中国科学院教材建设专家委员会规划教材・全国高等中医药院校教材・案例版教材《中医儿科学》；《中医儿科应知应会手册》；副主编 2 部。其中，2012 年主编人卫版“十二五”规划教材《中西医结合儿科学》获上海市高校优秀教材奖及上海中医药大学优秀教材奖。“一种治疗儿童支气管哮喘的药物及其应用”2015 年获第二十七届上海市优秀发明选拔赛优秀发明金奖。“平喘方防治支气管哮喘的机制及临床推广作用”2013 年获上海中医药科技奖成果推广奖，2013 年获“中华中医药学会儿科发展突出贡献奖”。

于核心期刊发表论文 50 余篇，其中第一作者 30 余篇。培养研究生 40 余名，其中博士生 21 名，硕士生 20 余名，出站博士后 3 名，在站博士后 1 名。

培养全国第五、六、七批名老中医传承人各 2 名，上海市领军人才 1 名，中国中医科学院传承博士后 1 名，上海市“杏林新星”1 名，上海市卫生和计划生育委员会(以下简称“上海市卫计委”)中医药专门人才 1 名，“三年行动计划”人才项目中医儿科人才，上海中医药大学第三、四、五批后备专家共3名，上海高校青年骨干教师人才1名，上海市“扬帆计划”人才1名，上海市中医医院后备干部1名，上海首批优秀青年医师第一批专科医师国外研修项目1名。

具体人才培养情况如下。

首批全国中医药传承博士后	张新光
第四批全国中医临床优秀人才	周静冬
第五批全国中医临床优秀人才	李利清
上海市中医药领军人才	薛征
第四批全国名老中医学术继承人	潘新
第五批全国名老中医学术继承人	周静冬 郭爱华
第六批全国名老中医学术继承人	吴杰 秦丽萍
第七批全国名老中医学术继承人	朴香 李文
全国高等中医院校优秀青年教师	明溪
上海市“杏林新星”培养计划	张新光
上海市卫计委中医药专门人才	周静冬
上海市首批优秀青年医师	白莉
上海中医药大学优秀干部	朱慧华
上海中医药大学后备专家	赵鋆 吴杰 张新光 白莉
上海高校青年骨干教师	吴杰
上海市“扬帆计划”人才	白莉
国家临床研究基地龙医学者	姜永红
上海市中医医院后备人才	李利清
上海市中医医院后备干部	张新光 吴杰
上海市中医医院优秀年轻干部	张新光

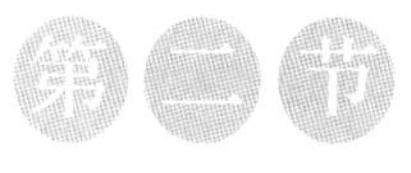

学术传承

自1997年受聘为上海中医药大学中医儿科学硕士研究生导师，2001年受聘为博士研究生导师，2008年受聘为博士后流动站导师。在教学过程中，坚持解放思想、平等互动、教学相长，注重锻炼人、培养人、塑造人、爱护人。近年来培养研究生 40 余名，其中博士生 21 名，硕士生 20 余名，出站博士后 3 名。

建立了具有较高学历结构的学科梯队，保持合理的职称结构，大力选拔中青年学术骨干，并培养了一批中医儿科高层次人才。于 2010 年成立了上海中医药大学、上海市中医药研究院中医儿科研究所，担任首届所长，带领中医儿科学科建立了较为完善的人才培养制度和完整的人员档案，并积极探索本学科高层次人才的培养机制。

研究生培养过程严格按照制度和方案落实，通过明确每个研究生的培养计划，认真组织临床培训、科学研究、开题报告、学位论文答辩等，提高了研究生的培养质量。

其中，张新光硕士毕业论文《小儿反复呼吸道感染的中医证候分布规律及发病影响因素研究》获 2006 年上海市研究生优秀成果(学位论文)奖、2005 年上海中医药大学优秀毕业论文二等奖，张新光于 2006 年获上海中医药大学优秀毕业生荣誉称号；霍莉莉博士毕业论文《补肾固表方防治小儿复感的临床及实验研究》获 2006 年上海中医药大学优秀毕业论文二等奖；赵鋆博士毕业论文《抗早 2 号方对女童真性性早熟的临床及实验研究》获 2007 年上海中医药大学优秀毕业论文三等奖；朱慧华博士毕业论文《平喘方对支气管哮喘模型小鼠趋化因子及白细胞分化抗原作用的机理研究》获 2007 年上海中医药大学优秀毕业论文三等奖；赵毅涛博士毕业论文《平喘方对支气管哮喘模型小鼠转录因子 T－bet/GATA－3 表达失衡的机理研究》获 2009 年上海中医药大学优秀毕业论文二等奖；刘斐博士毕业论文《平喘方对支气管哮喘小鼠 cDC/pDC 表达的影响》获 2016 年上海中医药大学优秀毕业论文三等奖，刘斐获 2016 年上海中医药大学优秀毕业生称号；王文亮博士毕业论文《黄芩咳喘敷贴散治疗小儿哮喘临床与实验研究》获 2016 年上海中医药大学优秀毕业论文三等奖。

培养的博士、硕士研究生毕业后大多成为各工作单位的业务骨干，毕业的中医儿科博士、硕士被上海、广东、深圳、四川、河南等地及部属高等院校、科研院所、中西医院竞相录用，其中有些已成为所在单位的学科骨干，并担任各类学术团体职务。

博士后薛征受聘为上海市中医药研究院中医儿科研究所所长、上海市中医医院儿科主任、儿科教研室主任、上海中医药大学教授；李合国博士受聘为河南中医药大学第一附属医院消化内科主任医师，赵鋆博士受聘为上海中医药大学附属曙光医院儿科主任，朱慧华博士受聘为上海中医药大学宣传部部长及上海中医药大学附属岳阳中西医结合医院儿科主任医师，李利清博士受聘为上海市中医医院儿科主任医师，霍莉莉博士受聘为上海市中西医结合医院治未病中心主任及儿科主任医师，周亚兵博士受聘为上海交通大学医学院附属新华医院中医科副主任医师，张皓硕士受聘为复旦大学附属儿科医院儿科副主任医师，赵毅涛博士受聘为广东省中医院儿科主治医师；王文亮博士受聘为深圳市儿童医院中医科副主任医师。

博士后薛征教授兼任中华中医药学会儿科分会副主任委员、中国中医药研究促进会综合儿科分会副会长、中国民族医药学会儿科分会副会长、世界中医药联合学会儿科专业委员会常委、全国中医药高等教育学会儿科研究会常务理事、上海市中医药学会中医临床经典分会委员；朱慧华博士为世界中医药学会联合会儿科专业委员会理事、上海市中医药学会儿科分会委员、上海市中医药学会络病分会委员；张新光博士为中华中医药学会儿科分会青年委员会副主任委员、上海市中西医结合学会儿科专业委员会委员、中国中西医结合学会儿科分会青年委员；赵鋆博士受聘为上海市中西医结合学会儿科专业委员会副主任委员；张皓硕士、吴杰博士受聘为上海市中西医结合学会儿科专业委员会常务委员；霍莉莉博士、姜永红博士受聘为中华中医药学会儿科分会委员、上海市中西医结合学会儿科专业委员会委员；周静冬、郭爱华受聘为全国中医药高等教育学会儿科分会理事。

定期举行传承梯队各种形式的学术讲座及讨论活动，学术继承人随师侍诊，不断总结临证经验，传承海派儿科学术思想及临床技能。

第三节 部分传承人心得体会

虞坚尔培养了许多优秀人才，可谓桃李满天下。下面列举数篇虞坚尔名中医工作室成员跟师心得。

一、在海派中医徐氏儿科的传承发展中实现自我成长——薛征跟师虞坚尔心得体会

2012 年，上海市首轮“进一步加快发展中医药三年行动计划”的“海派中医

流派传承工程”正式启动，至今已逾10年。上海市中医医院儿科承担了三轮“徐氏儿科”流派传承建设项目，我作为“徐氏儿科”第五代传承人，有幸师从虞坚尔，在海派中医流派传承的建设和发展中，学习成长。

（一）处方清轻灵动，倡导“和”“解”观念

儿科临床常见以各种外感疾病的邪正交争、内伤疾病的七情为患以及久病之痰瘀留滞等为主要病机的疾病表现。因小儿素体虚弱，脾胃之体成而未全，脾胃之气全而未壮，或因后天喂养不当、饮食不节，他病伤脾或情志不节，出现脾胃功能的异常；脾为后天之本，脾胃薄弱，气血生化乏源，母病及子，脾虚及肺，致反复呼吸道感染多发；反之，子病及母，母亦愈虚或肺虚外感，外邪伤及脾胃，致脾胃病为临床多见；加之家长溺爱而恣意任性，导致肝失疏泄、横逆犯胃。因此，虞师提倡“和解”平调。

虞师常以“和”法治疗小儿复感急性感染期。古人谓小儿“肉脆，血少，气弱”，其脏腑娇嫩，形气未充，卫外不固，易感外邪。外感病证在儿科常见，尤其是一些时行疾病多在幼儿期罹患。外感病的过程，亦即正邪分争的过程，治病的基本原则在于助正气、祛邪气。其稚阴稚阳之体，感邪后往往传变迅速，纯粹典型的外感表证少见，半表半里之少阳证多见。如肆用寒凉、妄加消导，每易伤及正气。因小儿脏气清灵、随拨随应，故虞师认为，治疗小儿体虚外感不宜发散太过，当宗少阳和解之法，寓散中有补、扶正祛邪之意。和解合剂，又名疏解合剂、和解方，系虞师治疗小儿外感的常用方剂，由藿朴夏苓汤合小柴胡汤化裁而来。方以小柴胡汤与藿朴夏苓汤加减，其意在“和”，即“和解”与“和中”。临证可根据发病时节及患儿证候表现不同，灵活化裁。

此外，虞师在临证的各个方面，都十分注重“和”思想，如和解和中之“和”、痰瘀化解之“和”、气机调畅之“和”、扶正祛邪之“和”、已病未病之“和”，都是“和”学术思想的体现。

（二）凝练优势病种，开展科学研究

我们在虞师的指导下，搜集徐氏儿科文献资料并提炼了流派学术观点，整理了名医验方，形成了一批徐氏儿科优势病种。如立足痰、气、瘀互结的病机根本，提出三期分治、内外合治哮喘，并形成流派名医验方“平喘方”；提出反复呼吸道感染病机在于正虚邪恋，立法补肾固表防治小儿复感，创制验方“补肾固表方”等。并开展优势病种的多中心临床疗效验证，将流派验方纳入优势病种诊疗方

案和临床路径，在医联体内开展规范化诊疗模式的研究等。

同时，优势病种相关临床及基础研究获国家自然科学基金、国家中医药管理局、上海市科学技术委员会等多项项目支撑，立项优势病种相关课题90余项，发表论文400余篇，获国家发明专利6项，获上海市科技进步奖二等奖等科技奖励10余项。

（三）挖掘适宜技术，优化推广应用

外治法在儿科有独特优势。我们进一步挖掘徐氏儿科适宜技术。虞坚尔传承徐氏儿科第三代传人朱瑞群教授首次将离子导入配合中药敷贴应用于小儿哮喘的方法，规范使用和发展该技术，较传统敷贴缩短了治疗时间，减少了副作用，增加了患儿依存性；在国家中医药管理局指导下，牵头制订《香佩疗法干预小儿反复呼吸道感染治未病实践指南》，促进香佩疗法规范推广。

10年间，我们牵头和参与制定国家中医药管理局等指南和共识17项，制订了一批流派适宜技术操作规范，并拍摄操作视频，依托"中医儿科临床基地建设""中医儿科专科联盟"等多个医联体平台及微信公众号向上海多家医院推广。

（四）推进中西协同，发挥融合优势

海纳百川，兼容并蓄，是海派中医的独有特征，也一直贯穿着徐氏儿科流派的传承与发展历程。正如早期小圃先生闻善则拜，善善从长，当代的徐氏儿科传承人也致力于学贯中西，协同汇通。2018年，我们与上海交通大学医学院附属上海儿童医学中心血液科、呼吸科签约共建，通过强强联合，率先开展了一系列的合作，包括开设中西医联合门诊、联合查房、双向转诊，并联合开展了多项儿童难治性哮喘、再生障碍性贫血方向的研究项目。2021年，我们获得"儿科中西医协同诊疗网络建设"项目支撑，在上海市静安、普陀、嘉定、青浦四区开展三级中西诊疗网络建设，并和上海交通大学医学院附属儿童医院、上海交通大学医学院附属上海儿童医学中心、复旦大学附属儿科医院、上海交通大学医学院附属新华医院等专科医院合作，提升区域儿科诊治能力和技术水平。

（五）抗疫迎难而上，携手"童"行守"沪"

2022年春天，上海遭受新冠疫情考验。上海市中医医院儿科牵头，徐氏儿科联合张氏内科、董氏儿科及上海市中医儿科和中西医结合儿科专家，制订了《上海市儿童新型冠状病毒变异株感染中医药防治专家共识(2022春季版)》；在

上海市中医药管理局领导下，国务院联防联控专家组论证下，由我执笔形成了“上海方案”，在各方舱及儿科新冠定点医院全面实施应用。并中标国家中医药管理局中医药应急专项课题，相关药物亦获上海市制剂备案凭证。

时光飞逝，“徐氏儿科”流派10年建设只是起步，作为肩负流派传承重任的我们依然任重道远。当前中医儿科的发展面临时代的浪潮，挑战与机遇并存。在经历错位发展突出重围、联合发展壮大力量等重要时期以后，整个学科急需产出高水平研究成果，并亟待获得跨学科的发展支撑。我们将继续努力，将流派传承发扬光大，使更多的患儿受益。

二、中医学术传承之否定要义——李利清跟师心得体会

虞坚尔作为全国名老中医药专家传承工作室指导老师、上海市名中医，在中医传承方面有许多独到的见解，精益求精。他曾指出，“否定”在中医学术传承中有着重要的作用。笔者跟师多年，体会到中医学术传承之否定三要义，与广大中医同仁共享。

“否定”在《辞海》有三层含义：① 不肯定；不以为然。② 与肯定相对。在辩证法中，指事物内部包含的促进事物发展和转化的方面。亦指事物发展中转变的关节点，通过它事物发生质变。又指事物周期性发展中的一个阶段。辩证的否定是事物发展的决定性环节。它是事物的自我否定，是作为联系和发展环节的否定，即扬弃。这和形而上学的否定即简单地否认或任意地消灭一件事物根本不同。③ 在逻辑上，或指不具有某种属性、关系，或指作出和某一判断相反的另一个判断。而本文所讨论的否定，主要是指辩证的否定。

（一）中医传承与隐性知识

中医药的继承、发展和创新工作是一项关系到中医药命运的长期的系统工程，是中医药界当前面临的首要任务。学者们渐渐认识到，中医蕴含大量隐性知识。

英国科学家、哲学家波兰尼于1958年提出将知识分为隐性知识和显性知识。与显性知识相比，他认为隐性知识是在某种环境下，人们所知道的、所意识到的东西与他们所表达的东西之间存在着隐含的未编码的知识。而这种知识的价值是不可估量的。有学者认为：“显性知识可以说只是‘冰山的一角’，而隐性知识则是隐藏在冰山底部的大部分。隐性知识是智力资本，是给大树提供营养

的树根，显性知识不过是树的果实而已。”有学者提出：“知识管理中的一个重要观点，就是隐性知识比显性知识更完善，更能创造价值，隐性知识的挖掘和利用能力，将成为个人和组织成功的关键。”

隐性知识，是中医药在实际运用中能否取效的关键所在。中医学思维中蕴含着逻辑和非逻辑的双重特点。一方面，中医学强调基于整体观念的阴阳五行、气血津液、病因病机、辨证论治的逻辑推断，另一方面，中医学通过望、闻、问、切获得患者信息，坚持个性化的防治手段，其确切的临床疗效、灵活的治疗方法、独特的预防保健作用、经验感悟和思辨，都来源于与疾病斗争过程中积累的对人体、社会和自然界的感知和判断。而这种基于主观的直觉、洞察和理解，正是中国传统医学“只可意会，难于言传”的神韵所在。因而从知识角度分析，中医知识体系从四诊、病因、诊断、治疗等多个方面表现出不能客观地识别其概念内涵外延的意会隐性，传统的中医知识除去小部分是明晰的显性知识之外，更多的是依靠经验领悟出来的隐性知识。而隐性知识的传承关键在于否定要义的掌握。

（二）中医隐性知识的传承关键在于否定

中医传承中，传承者们往往有一定的临床基础，哪怕是初学中医的本、专科生都有一定的现代科学文化知识基础。我们知道，一杯装满水的杯子很难再加进水，只有将原有的水倒掉才能加进新水。中医传承项目中的许多传承人往往有着丰富的临床经验，传承中常会带着评判的眼光来学习，觉得老中医这个方子好用，那个药用得好。而许多时候我们会发现，老中医用过的方子我们原方拿来用，常常没有那么好的效果。其实就是只是学到了老中医显性的知识，而未学到更为宝贵的隐性知识。而隐性知识的传承，首要关键就在于否定的应用。如果不能把自己过去的经验之水倒掉，就很难做到传承新的学术思想。

（三）否定三要义

中医药隐性知识的传承有着三要义：① 否定的主体应是自我；② 否定的关键在于空，就是要做好接纳的准备；③ 无条件积极关注。

首先，否定的主体应是自我。否定的主体有外在的，也有内在的。我们常常害怕外在的否定，而不断反抗。外在的否定只有转化为内在的否定才会起到积极的作用。内在的否定是事物的自我否定，是作为联系和发展环节的否定，是扬弃。内在的否定有着积极的意义，是事物发展的决定性环节。事物要想发展，就必须首先要自我否定，小鸟只有破壳才能出生，蛇只有蜕皮才能成长。

其次，自我否定的实质是解脱束缚，是放空自己。自己所拥有的，是一种充实，是再发展的基础，是安全感的基础，但也是一种束缚。要发展，就要先自我否定，放空自己，才能做好接纳的准备。没有自我否定，没有放空自己，会戴着有色眼镜去看，去传承，很难做到无条件积极关注。只有先自我否定，先放空自己，才会做到无条件积极关注。

再次，无条件积极关注是中医药隐性知识传承的有效手段。隐性知识无法用逻辑去分析，而放空自己，无条件积极关注有利于隐性知识的学习。德国心理学家伯特·海灵格说过的一句话有助于我们理解隐性知识："只可意会不能言传的体验，想要在思维的层面去了解一种经历过的体验，就好像想抓住一团火一样，如果你非要明确地诠释它，到手的顶多只是一把灰。"无条件的积极关注最早是罗杰斯提出的，也称为正向关注或者积极关怀，是人本心理学的重要内容，而对于隐性知识的学习也有着重要的意义。无条件积极关注要求不做任何评价和要求，真诚、深切的关心、尊重和接纳，设身处地去理解、感受。中医药的传承中，无条件积极关注做得越好，隐性知识的学习也会越透彻、深入。

总之，否定是中医学术传承的决定性因素。否定的程度越深，隐性知识传承的效果也越好；否定的程度轻浅，传承也只是皮毛。只有否定自己过去的经验，全身心地体会老中医临床，才能更好地传承新的经验，达到真正的扬弃。

三、跟师心得体会——朱慧华

虞坚尔老师是海派中医徐氏儿科流派传人，著名中医儿科专家、全国名老中医药专家学术经验继承工作指导老师、上海市名中医、博士研究生导师、博士后流动站导师，享受国务院政府特殊津贴专家。我有幸跟师学习，得到恩师悉心教诲，受益匪浅，真切体会到先生治学严谨、造诣深厚、博采众长、德艺双馨。

恩师从医 30 余年，擅治小儿疑难病症，对儿童肺系病症及肾系病症造诣尤深，临床屡有效验。虞师传承和弘扬徐氏儿科"小儿以阳气为本，辨证宜严谨，用药当果敢"的学术观点，在中医药防治儿童哮喘研究领域成就斐然，创新性地提出哮喘之"夙根""胶固之痰"和"窠臼"为非痰范畴内的单纯的痰，它和瘀结合，呈痰瘀胶结之态。他认为肺、脾、肾生理功能活动属阳，新陈代谢、五脏六腑的物质基础属阴，病理产物如"痰"和"瘀"等阴邪属阴，人体阴平阳秘的状态失衡，是哮喘产生的根本。虞师将小儿哮喘按三阶序治疗，主张急性发作期降气化痰以定其喘、慢性持续期化痰健脾以固其效、缓解稳定期健脾祛痰以撼其根，且祛瘀与调气贯穿治疗始末，用药时刻以维护正气为要。三期治疗以治喘为纲，治水为常，平调肺脾，化瘀扶正并行。

虞师集先贤之精华，师古不泥古。在继承众多医学名家经验的基础上，从小儿生理病理入手，总结多年临床心得，遣方用药独具匠心。他创制"补肾固表方"治疗小儿反复呼吸道感染，调节机体免疫功能，临床屡用屡效。肾藏精，主骨生髓，通于脑。补肾固表方对患儿临床症状改善明显。实验研究显示，补肾固表方对免疫功能低下小鼠的免疫指标及血清皮质醇水平均有显著改善。该方对"下丘脑-垂体-胸腺、肾上腺轴"的受抑制有全面的保护作用，先作用于神经内分泌系统，再影响免疫系统，即作用于神经内分泌免疫网络的下行系统。补肾固表方可改善肾上腺皮质功能，促使皮质醇释放增多，调节T细胞各功能亚群间相互制约、相互统一的平衡，从而进一步验证了《黄帝内经》"阴平阳秘、精神乃治""正气存内、邪不可干"的物质基础。

在长期的临床实践中，恩师积累了丰富的临床经验，逐渐形成自己独特的学术思想。随着时代发展和儿科学疾病谱的变化，他提倡以"扶正祛邪""和解""平调"的治法，在临证中尤善"和""解"之法，其学术思想已成为中医儿科学的主要指导思想和实践内容。比如，虞师认为"少火生气"是儿童健康成长的关键。《素问·阴阳应象大论》有云"壮火之气衰，少火之气壮；壮火散气，少火生气"。虞师将中医理论中少火具有生养阳气的功能与小儿"生机蓬勃，发育迅速""稚阴稚阳"的生理特点以及徐氏儿科重视阳气的学术观点有机结合，认为"少火生气，阳生阴长"是小儿突出的生理特点。"少火生气"是维持生命活动的阳气，使小儿整个时期都处于不断成长的状态，犹如旭日初升，草木方萌，蒸蒸日上，欣欣向荣。

虞师经常勉励弟子要善于学习和思考。"纸上得来终觉浅，绝知此事要躬行。"他常说，学中医悟性很重要，临床实践具体而鲜活，学习的最终目的是融会贯通，要将学而思、思而行有机地结合起来，把学习成果转化为临床诊断和鉴别诊断能力、辨证施治和提升疗效的能力。他治学严谨，洞识精微，注重理论指导临床，告诫弟子既要刻苦学习、掌握中医药理论和方法，更要深入钻研、熟悉西医学技术，精思致悟，方得始终。

我承蒙恩师教诲，得以忝列门墙，感念栽培之恩，所言乃属管中窥豹，难赅老师临证用药精髓，仅以点滴之墨，供各位同道参研。

四、润物细无声——姜永红跟师心得体会

我从2009年开始跟随虞坚尔老师学习，可以说我的中医处方能力就是从那个时候开始打下底子的。虽然我本科毕业于山东中医药大学，但是因为毕业后就进入一家西医医院做儿科医师，一直没有开中药的机会，到上海中医药大学附属龙华医院儿科工作后，开中药一直摸不到门道，处方按照读书时候的课本来，药量的使用也把握不准。所以疗效一直在摸索中，时好时不好。

自从跟随虞老师门诊抄方开始，我对于儿童常见呼吸道疾病的中医治疗开始有了系统的学习，逐步掌握了老师的常用协定方，如平喘方、藿朴夏苓汤、扶正和解方等。临证应用，常常收到很好的效果，也使我逐步建立了中医处方的信心。

我因为刚毕业拿的是西医执业医师资格证书，从事的是西医儿科，中医放下了7年，在职称晋升时遇到了很大的困难，需要重新考中医执业医师资格证书，这期间，虞老师给予我很大的帮助，帮我重新梳理中医基础和专科的知识点，以前读书期间不理解的内容，在经过临床的历练后，有了更深入的理解和认识，至今感恩于心。

虞师不仅在中医方面有着很深的造诣，为人也谦和儒雅，有着谦谦君子之风。老师的学术思想至今引领着我，在中医儿科临床各个系统疾病的诊治中应用。

（一）中医重“和”

“和”是中国传统哲学的一条重要原理，《道德经》中有“道生一，一生二，二生三，三生万物。万物负阴而抱阳，冲气以为和”“天地之气，莫大于和”。庄子说：“夫明白与天地之德者，此之谓大本大宗，与天和者也；所以均调天下，与人和者也。与人和者，谓之人乐，与天和者，谓之天乐。”荀况提出：“阴阳大化，风雨博施，万物各得其和以生。”数千年来，“和”的思想渗透到中华文明的哲学、历史、政治、伦理、宗教、教育、文化、艺术等方方面面，也形成了今天“和谐社会”的理念。中国人讲究“礼之用，和为贵”，包含了日常生活和工作的方方面面，无论在养生、修身、处世、治国，还是在人与自然的关系等，都要贯穿“和”的理念。

阴阳二气相互联系，相互通融，达成平衡谐和的状态。任何疾病的调理都是要达到人体脏腑阴阳的调和。中医的理念不仅强调身心的和谐，还重视生命与

自然的和谐。《素问·五运行大论》云："从其气则和，逆其气则病。"和是调和，也是和解。和解是指和里解表，用于邪在半表半里之证，以小柴胡汤为代表，如《伤寒明理论》曰："伤寒邪气在表者，必渍形以为汗；邪气在里者，必荡涤以为利。其于不内不外，半表半里，既非发汗之所宜，又非吐下之所对，是当和解之可以矣。"而调和法是调节人体脏腑阴阳，使之归于平衡，如调和肝脾、调和营卫等。

虞师将"和"的理念充分运用于临床，并不断拓展。其创制的常用方"扶正和解方"，就是在小柴胡合藿朴夏苓汤的基础上化裁而来，治疗正气不足，复感外湿者。由柴胡、黄芩、人参、半夏、茯苓、藿香、厚朴、甘草八味药组成。小柴胡汤为和解表里之要剂，藿朴夏苓汤则为疏表和中的代表方。方中柴胡苦平，入肝胆经，为少阳经之专药，既透泄少阳半表之邪外散，又疏泄少阳气机之郁滞，为君药；黄芩苦寒，清泄少阳半里之热，为臣药。君臣相配，使少阳之邪外透内清，是和解少阳的基本药对。邪入少阳，缘于正气本虚，故又佐以人参、甘草益气扶正以祛邪，同时御邪内传。半夏降逆和中，茯苓健脾利湿，藿香、厚朴芳化宣透以疏表湿。全方寒温并用，攻补兼施，相辅相成，升降协调，而达疏利三焦，调达上下，宣通内外，和解枢机之功，使邪气得解，枢机得利，胃气调和，则诸症自除。

（二）中医家是杂家

虞师常说，做个好的中医师，需是一个杂家，就是要通晓天文地理、历史人文、哲学艺术等。"海以合流为大，君子以博识为弘"，中医家都应该有广博的学识，非智非博之人，难以领悟中医之精妙。李时珍说："欲为医者，上知天文，下知地理，中知人事，三者俱明，然后可以语人之疾病。不然，则如无目夜游，无足登涉。" 医生服务的对象是人，是生活在社会和自然环境中的人。古人说，不知年之所加，气之盛衰，虚实之所起，不可以为工矣。人的健康、疾病、情绪等均与季节气候、节气时辰、地理位置、天体运行、人文环境、家庭背景、人际关系、社会变革等息息相关。

李时珍撰写《本草纲目》，同时对植物学、动物学、矿物学、化学、天文学、地质学、农学等科学也作出了突出贡献。汇通中西医学的先驱者之一恽铁樵，还曾是《小说月报》的主编，并翻译西方小说《豆蔻葩》，无论是医学、文学、外语，都达到了较高的水平。当代名医秦伯未，除中医之外，对诗词、书法、绘画、治印等，均有很高的造诣。

古代医家，根据一年四季，一季三月，每个节气来占验疾病的治与不治，如《伤寒论》中"从霜降以后，至春分以前，凡有触冒霜露，体中寒即病者，谓之伤寒。

九月十月寒气尚微，为病则轻。十一月十二月寒冽已严，为病则重。正月二月，寒渐将解，为病亦轻”，由此可见，11～12 月伤寒是最重的。又如：“从立春后，其中无暴大寒又不冰雪，而有人壮热为病者，此属春时阳气发于冬时伏寒，变为温病。从春分以后至秋分节前，天有暴寒者，皆为时行寒疫也。三月四月，或有暴寒，其时阳气尚弱，为寒所折，病热尤轻。五月六月阳气已盛，为寒所折，病热则重。七月八月阳气已衰，为寒所折，病热亦微，其病与温及暑病相似，但治有殊耳。”说明了热势轻重与季节气候的关系。

不仅如此，起源于中国古典哲学的中医学还与中国的传统艺术有异曲同工之妙。旧时老中医带徒有四句话：“一手好字，二会帮忙，三指按脉，四季衣裳。”很多名医即是中医家，同时又是书法家，他们的医案和处方，都是难得的书法墨宝。东汉文学家、书法家蔡邕在《九势》中说：“夫书肇于自然。自然既立，阴阳生焉；阴阳既生，形势出矣。”把书法中线条笔画的生动韵律归之于阴阳的变化。如果把书法作品比做一个人的话，“太肥则形浊，太瘦则形枯，太藏则体不精神，太露则意不持重”，字就像人一样因为阴阳失调而生病。中医治法有汗、吐、下、和、温、清、消、补八法；书法中的永字八法有侧、勒、努、趯、策、掠、啄、磔，笔墨强调筋、骨、血、肉、精、神、气、脉。中国的绘画也一样，国画倡写意，中医学也强调“医者意也”，“天人合一”等中国古典哲学思想对中医和国画这两大国粹都产生了深刻的影响。

虞师就是通过这样一些自己对中国文化、中医文化的理解，潜移默化地感染着我们这些学生，在把我们领进中医之门的同时，也领略中国传统文化之美，并深深影响和指导着临床。

五、跟师心得体悟——吴杰

我是 2004 年硕士研究生毕业后到上海市中医医院儿科工作，当时虞坚尔老师是医院院长兼儿科主任、学术带头人，每周门诊跟诊学习。2007 年我科立项为国家中医药管理局重点专科单位，虞老师为专科负责人，让我担任专科秘书，协助专科建设工作。虞老师高瞻远瞩，带领我们制定了专科长远的发展规划和建设目标。脚踏实地，一步一步做起，一个病种(小儿哮喘)一个技术(中药敷贴)地完善。形成以小儿哮喘、反复呼吸道感染、厌食等为优势病种；中药穴位敷贴、针刺四缝、中医定向透药疗法、膏方疗法等为特色技术；平喘方、黄芩咳喘敷贴散、补肾固表颗粒、健脾开胃外敷散等为院内制剂和验方，为重点专科的建设打下了坚实的基础。2008 年重点专科成立病种协作组，我科担任小儿哮喘病种组组长单位，虞老师是组长，我为秘书。虞老师带领大家海纳百川，集各家所长和特点，牵头制定了小儿哮喘中医诊疗方案和中医临床路径，并开展了验证工作，后在全国进行推广，取得了较好的临床效果和社会效应，提高了中医药防治小儿哮喘水平。后我科又立项为国家中医药管理局重点学科和国家临床重点专科，虞老师是负责人，我为秘书，继续跟着虞老师学习了很多专科建设和学科发展的经验。

2008 年我考入虞老师的博士研究生（上海中医药大学中医儿科专业），继续跟师学习，主攻病种是小儿哮喘。在实践中学习了虞老师的临床经验，老师临证严谨、思路宽广、处方精炼、疗效显著。门诊病房、善于沟通、笑对患儿、善抚家长。2017 年我入选了全国第六批名老中医药专家学术经验继承班，导师是虞坚尔老师，在这几年的跟师中，又进一步深入学习和总结了虞老师的学术思想和经验，特别是虞老师治疗小儿哮喘学术思想和临床经验，总结如下。

（一）痰瘀是哮喘的基本病机

虞老师在总结前人经验基础上，认为痰为哮喘发病之夙根，久病及血，气喘日久，久病必瘀，瘀是导致哮喘难治的重要原因。西医学认为哮喘的基本特征是气道慢性炎症，主要表现为气道黏膜的水肿、微血管充血，微循环障碍等病理状态。微循环瘀血是哮喘发病的中间环节，亦是形成气道重建的主要病理基础。长期反复的炎症刺激引起气道重建，导致气流不可逆阻塞和持续的气道高反应性，可能是哮喘难以治愈的重要病理基础。故虞师认为“痰”和哮喘气道炎症、“瘀”和哮喘气道重建密切相关，痰瘀是哮喘的基本病机。

（二）“三期分治”小儿哮喘

西医将哮喘分为急性发作期、慢性持续期和临床缓解期。虞师主张中医亦分三期论治。并提出将哮喘不同病程的主要病机、病位与西医学哮喘分期相结合。急性发作期以喘息、咳嗽、胸闷、痰鸣为主要表现。病机以气逆、痰阻、挟瘀为主，病位在肺，治以平喘、化痰、祛瘀之法，多用自拟平喘方（炙麻黄、苦杏仁、紫苏子、桃仁、莱菔子、黄芩、地龙、炙甘草）治疗。慢性持续期以咳少痰多等症为主。此期为正邪对峙之关键时期，属正虚邪未清，虽仍以气逆、痰阻为主，但病位在肺、脾，治疗应以平喘、化痰、健脾为主，多用二陈合三子养亲汤加味。临床稳定期以体虚、痰少、汗出为主。该期是根除夙根的重要治疗阶段，病机为邪退正虚状态，治疗上重健脾固本，健脾化痰，绝痰之源，以除“膈之胶固之痰”。治疗采用六君子汤加味治疗。

(三) 合理选择中医疗法

虞老师认为，小儿哮喘是一种较复杂的病证，临床上影响的因素较多，且每个患儿的体质和所处环境阶段不同，故虞师主张对哮喘患儿应制定个性化的防治措施，合理选择防治方法。如对哮喘患儿，除平时的防护外，根据患儿的体质可选用“膏方疗法”，调理患儿的体质，增强抵抗力，减少感染诱发因素。曾开展了上海市科委科研项目“冬令膏方调治小儿哮喘缓解期的规范化临床研究(编号：09dZ1972500)”，总结了膏方防治小儿哮喘的效果。对于稳定期的哮喘小儿，虞老师主张用“冬病夏治、敷贴疗法”，并在传统中药穴位敷贴的基础上，配合使用中医定向透药疗法，缩短了治疗时间，提高了治疗效果。曾开展上海市申康医院发展中心科研项目“中药穴位敷贴合电离子导入技术防治肺系咳喘病(编号：SHDC12007218)”和上海市科委科研项目“黄芩咳喘敷贴散治疗小儿哮喘临床再评价研究(编号：13401902200)”，均取得了较好的临床疗效。

在跟师的多年中，除了儿科病证的诊治外，我还学习了虞老师诙谐幽默、亲和细致的沟通技能和关爱孩子、体贴家长的高尚品德。感谢老师多年的教导和帮助，使我逐步成长为中医儿科专业主任医师。高山仰止，师恩永记。我将继续努力，跟着吾师，“医”路前行，“医”路进步。

六、“幼吾幼以及人之幼”——赵鋆跟师心得体悟

虞坚尔系上海中医药大学博士研究生导师、上海市中医药研究院中医儿科研究所所长，上海市名中医，享受国务院政府特殊津贴专家，从事中医儿科临床、教学、科研工作50余载，临床经验丰富，尤其擅长治疗小儿肺系、肾系疾病。

虞坚尔老师为海派徐氏儿科嫡系传人，师从上海市名中医朱瑞群教授，熟谙国学，博闻强记，广涉诸家，临证中西医汇通，其思维缜密，医术精湛，用药独具特色。虞坚尔先生还是一位值得尊敬的良师，行医50余载，教书育人，桃李满天下，德艺双馨。长期以来，无论在本科生、研究生教学中，还是在师承授教中，他总是一丝不苟，认真备课，穷其心智，授道解惑，呕心沥血，倾囊以哺，从临床实际出发，点拨要妙，厘清思路，帮助学生举一反三，触类旁通。凡得以授受者，均称道不已，获益良多。我有幸拜在虞先生门下，收益颇丰。学到了何为良医，更学

到了何为良师。

1999 年我成为虞坚尔的研究生，从硕士到博士，前后历时 6 年，其间跟师、做课题、写文章、做临床。导师善于引路，鼓励我发现问题、自由探索、大胆尝试，使我成为国内最早探索中医药治疗儿科生长发育类疾病的儿科医生和研究者之一。时隔 20 年，我进入上海市中医药领军人才培养项目，再一次有机会跟虞师临诊学习，重温经典、研习中医，在老师身边，随看、随学、随问、随记，提高迅速。儿科临床常用的处方多为经典方剂，药味少、药量轻为一大特色。但是对于复杂性疾病，虞师认为小方子是可以组合运用形成合方的，这种方法既是对于经典方剂的传承，也是根据疾病谱改变，让古方在现代疾病中的灵活运用的发展。虞坚尔老师有许多临床常用的经验方都是由多个小方组合而成的，比如：平喘方（炙麻黄、苦杏仁、炙甘草、紫苏子、莱菔子、葶苈子、桃仁、黄芩、地龙、辛夷）、咳 1 方（炙麻黄、苦杏仁、炙甘草、紫苏子、莱菔子、葶苈子、秦皮、百部、天竺子）、咳 2 方（炙麻黄、苦杏仁、炙甘草、紫苏子、莱菔子、葶苈子、半夏、陈皮、茯苓）。可以看出，这三个方子都有三拗汤、三子养亲汤的成分，根据小儿咳嗽疾病多有热象，或即便是寒证也易热化的临床特征，将三子养亲汤中的白芥子易为葶苈子，再根据临床症状有喘息还是干咳，抑或是湿咳来进行加减组方，灵活运用，解决了临床上许多咳喘患儿的病痛。

虞坚尔老师追求卓越，秉持认真负责的职业态度，敬业奉献，堪当表率。他勇于创新，勇于进取，在中医儿科学科领域和海派中医学术传承领域发挥了引领示范作用。虞坚尔老师有雅士之风，衣着考究，仪态儒雅，待人亲切，言语幽默，深受同道喜爱和后辈敬重。虞坚尔老师一生致力于中医儿科事业，对待患儿亲切和蔼，“幼吾幼以及人之幼”是虞坚尔老师的真实写照。

我有幸成为他的传承弟子，从他身上学习到作为一名中医儿科医生，不仅要专注于中医药事业的继承与发展，还要努力做一名有温度、有情怀、有内涵的人文医家。

七、厚德博学，传承创新：管窥虞坚尔“和”学术思想——张新光跟师心得体会

虞师从医数十载，成就卓著，在小儿反复呼吸道感染、支气管哮喘等疾病诊疗中积累了丰富的临床经验。同行中敬佩赞叹者颇多，但进取之心从未有半点懈怠。他认为任何一个学科如果想谋求发展，都离不开不断的温故知新，吐故纳

新。我有幸跟随虞师完成硕士、博士、传承博士后的学习和研究工作，获益匪浅，分享心得一二。

（一）重视和解，以平为期

——创“和解法”治疗复感急性感染期，研制“和解合剂”。

“和解法”的立意曾经受到严世芸教授的启发。严教授曾提出，中医理论的“和”是中国传统哲学的一条重要原理，在中医学中，“和”的要义首在追求人与自然的和谐，“人与天地之气应，与四时之法成”。其次又注重人体作为一个有机整体的内在关系的“和”。此外，还要求人的心身统一，“形与神俱”，方能尽终天年。“和”不仅是精气神生命观的重要内核，也是中医治疗的基本原则，还是平衡与非平衡的综合。

虞师认为，“和”不仅是精气神生命观的重要内核，也是中医治疗的基本原则，还是平衡与非平衡的综合。小儿脏腑娇嫩，形气未充，卫外不固，易感外邪；感邪后往往传变迅速，纯粹典型的外感表证少见，半表半里之少阳证多见。又脏气清灵，随拨随应。故治疗小儿体虚外感，不宜发散太过，而宗少阳和解之法，寓散中有补、扶正祛邪之意。此应出于对小儿机体的生理、病理整体特征的重视，即人体作为一个有机整体的内在关系之“和”。

和解合剂，又名疏解合剂、和解方，系虞师治疗小儿外感的常用方剂。由藿朴夏苓汤合小柴胡汤化裁而来。方取小柴胡汤与藿朴夏苓汤加减之和解合剂，其意在“和”，即“和解”与“和中”。以小柴胡汤为基础，加解表燥湿、和中化痰之藿香、厚朴、半夏、茯苓等，共奏和解之功。临证可根据发病季节及患儿证候表现不同，灵活化裁。

（二）温补肾阳，扶正祛邪

——首提复感“正虚邪恋”病机，创“补肾固表”法治疗复感慢性缓解期，研制“补肾固表方”。

“补肾固表方”是虞师继承朱瑞群教授临床经验基础上，在长期临床观察的基础上总结出的经验方。虞师提出，肾虚贯穿于反复呼吸道感染的发病全过程。结合地域特点，气升阳浮，腠理开泄而不密，在恢复期，以健脾益肺、补肾固表立法，创制补肾固表方，由菟丝子、补骨脂、黄芪、党参、焦白术、防风、黄芩、柴胡、乌梅、麻黄根组成。此谓重视复感发病基础本为“正虚邪恋”，将“扶正”“祛邪”两大基本治则灵活运用的范例。

在虞师指导下，我的硕士研究生毕业课题以儿童复感的中医证候分布规律和影响因素为研究内容，对南北两地 1 274 名适龄儿童开展临床调查研究，总结了复感儿中医证候分布规律，并对影响因素做文献回顾分析，毕业论文获得上海市研究生优秀成果(学位论文)奖。在上述研究基础上，我对复感发病具体情况以及影响因素进行了扩大样本研究，获得上海市卫生局课题支持。

(三) 身心共调，肝肺同治

——创"肝肺同治"法，研制"疏肝平喘方"从痰气瘀论治难治性哮喘。

虞师发现，临床上有不少哮喘患儿病情顽固、缠绵难愈，属久哮、顽哮范畴。其病机根本与伏痰、宿瘀、气机失调不可分割。虞师提出"肝肺同治"对哮喘神经源性炎症的干预假说，即：化痰祛瘀疏肝法可能通过调节哮喘免疫失衡，并对其神经源性炎症的干预作用来控制哮喘的反复发作与顽固难愈，且两者之间可能存在相关性。

根据前期研究结论，在平喘方的基础上，增强疏肝理气活血力量，选择功效显著且性味温和的儿科常用疏肝、活血药——柴胡、白芍、丹参，组成疏肝平喘方。

疏肝平喘方仍以炙麻黄为君，取宣肺平喘之功；苦杏仁、苏子、柴胡、白芍共为臣，在宣肺化痰平喘基础上，增强疏肝柔肝之力，使壅塞之气机更加调畅；桃仁、丹参、白芥子、莱菔子、椒目、地龙干、黄芩共为佐，在原有化痰祛瘀基础上，增强活血化瘀之力，使血瘀得化、伏痰得消，痰、瘀不至互结于内；炙甘草为使，调和诸药。诸药合用，共奏化痰祛瘀疏肝之功。对因肝气郁结而致的气机失常、紊乱，增强疏利、条达，同时"气行则血行"，使因气滞而成之血瘀活而化之，消而散之。临床收效颇佳。

"肝肺同治"儿童哮喘神经源性炎症的相关研究，是我博士毕业课题的主要内容，该研究同时也有幸获得了国家自然科学基金青年项目的支持，相关成果也是我成长之路上的重要支撑。

(四) 结语

综上，虞师在多年理论学习和临床实践中，充分继承前辈的宝贵经验，并认真钻研，不断探索，衷中参西，博采众长，逐渐形成了具有自身特色的防治肺系疾病的理论体系，成为海派中医徐氏儿科流派的第四代掌门人，传承不泥古，创新不离宗，为传承徐氏儿科流派的学术经验和学术思想作出了可观的贡献。

虞师所倡导的“和”医学观念，既包括治则治法层面的“和解表里”之“和”（和解，reconciling），“和胃”“和中”之“和”（调和，regulating），还包括针对病因病机本质的“痰”“瘀”化解之“和”（化解，resoving）、“气机条畅”之“和”（畅和，平和，soothing），也包括辨证看待正邪关系层面的“扶正”“祛邪”之和（动态平衡、平和，obtaining dynamic balance），“已病”“未病”之“和”（综合考虑，comprehensive consideration），以及注重人体器官系统和谐运行、生理与心理达到身心平和、人与自然和谐共处之“和”（和谐，harmonizing），此外，还有治学态度层面的善于博采众长、衷中参西之“和”（整合、融合，synchronizing，internalizing）等。

我将继续总结虞师在防的临证经验和观点，将虞师传承“温阳扶正”与阐发“和解”“平调”之间的演化与回归做深入学习。

附篇

一、虞坚尔年谱大要

1952 年，虞坚尔出生。

1969 年，至黑龙江生产建设兵团四师三十四团“上山下乡”。

1971 年，经农场医训班培训后，在农场职工医院担任医师。

1977 年 12 月，经全国统一考试进入上海中医学院学习。

1982 年，本科毕业并获医学学士学位。

1984 年，考取上海中医学院硕士研究生，师从上海市名中医朱瑞群教授。

1987 年，获医学硕士学位。

1999 年 10 月，被评、聘为主任医师。

2001 年，聘为上海中医药大学博士研究生导师。

2002 年，任上海市中医医院院长。

2005 年，任上海市中医文献馆馆长。

2007 年，获中华中医药学会首届“全国优秀中医医院院长”称号。

2007 年，共同主编全国高等中医药院校教材《中医儿科学(案例版)》。

2008 年，受聘为博士后流动站导师。

2010 年，获中华中医药学会科学技术奖二等奖。

2011 年，成为首批全国中医药传承博士后导师。

2012 年，成为第五批全国老中医药专家学术经验继承工作指导老师。

2012 年，主编出版人卫版“十二五”规划教材《中西医结合儿科学》。

2013 年，“平喘方防治支气管哮喘的机制及临床推广作用”获上海中医药科技奖成果推广奖。

2013 年，获“中华中医药学会儿科发展突出贡献奖”。

2015 年 3 月，主编出版《全国名老中医虞坚尔传承工作室学术论文集粹》。

2015 年 6 月，主编出版《全国名老中医传承工作室虞坚尔医话医案选》。

2015 年，“一种治疗儿童支气管哮喘的药物及其应用”获第二十七届上海市优秀发明选拔赛优秀发明金奖。

2016 年，评为上海市名中医。

2017 年 3 月，主编出版《鞠养保健护赤子》。

2017 年 4 月，主编出版《虞坚尔儿科临证经验医案集要》。

2017 年，主编出版人卫版研究生教材《中西医结合儿科学临床研究》。

2018 年，获上海市科学技术进步奖二等奖。

2018 年，创中华中医药学会儿科流派传承创新共同体，任首届主席。

2020 年，获中华中医药学会科学技术奖三等奖。

2021 年 4 月，主编出版《中医良方大典・儿科卷》

2023 年 1 月，主编出版《中医儿科流派研究》。

二、获奖项目

序号	获奖项目名称	获 奖 等 级	颁 奖 单 位
1	海派中医徐氏儿科治疗哮喘的临床及基础研究	上海市科技进步奖二等奖	上海市人民政府
2	中华中医药学会儿科发展突出贡献奖	突出贡献奖	中华中医药学会
3	海派徐氏儿科防治小儿哮喘的作用机制及临床研究	中华中医药学会科学技术奖三等奖	中华中医药学会
4	一种治疗儿童支气管哮喘的药物及其应用	第二十七届上海市优秀发明选拔赛优秀发明金奖	上海市总工会、上海市知识产权局、共青团上海市委员会
5	精简补肾固表颗粒治疗小儿反复呼吸道感染的新药临床前研究	二等奖	中华中医药学会科学技术奖
6	精简补肾固表颗粒治疗小儿反复呼吸道感染的新药临床前研究	二等奖	上海市中西医结合学会科学技术奖
7	平喘方防治支气管哮喘的机制及临床推广作用	成果推广奖	上海市中医药协会，上海中医药科技奖，成果推广奖
8	平喘方对支气管哮喘模型小鼠巨噬细胞炎性蛋白-1α 及 CD86 分子表达的机理研究	二等奖	上海市中医药成果奖

续 表

序号	获奖项目名称	获 奖 等 级	颁 奖 单 位
9	《中西医结合儿科学》	上海普通高校优秀教材奖	上海市教委
10	“上海市杰出专科医师奖”	提名奖	上海市医师协会
11	上海优秀青年医师	指导导师	上海市卫生和计划生育委员会
12	以“海派中医”学术传承为特色的新型中医儿科人才培养体系构建与成效	上海市优秀教学成果奖二等奖	上海市教育委员会
13	中医儿科特色人才培养模式的改革与实践	2021 年度上海中医药大学教学成果奖一等奖	上海中医药大学

三、发表论文

[1] Fei Liu, Jianer Yu. Effect of Pingchuan formula on toll-like receptors and dendritic cells in an asthmatic mouse model[J]. Bio Med Research International, vol. 2020, Article ID 7407016, 8 pages, 2020. https://doi.org/10.1155/2020/7407016.

[2] Zheng Xue, Xinguang Zhang, Jianer Yu. Therapeutic effects of liver soothing Pingchuan formula decoction on experimental asthma in BALB/c mice via regulation of nerve growth factor-tyrosine kinase A pathway. Molecular medicine reports[J]. Molecular medicine reports, 2018, 17(5): 6977－6984.

[3] Xiang Piao, Jianer Yu. Pingchuan formula attenuates airway mucus hypersecretion via regulation of the PNEC-GABA-IL13-Muc5ac axis in asthmatic mice[J]. Biomedicine & Pharmacotherapy, 2021, 140(1): 111746.

[4] Xiang Piao, Jianer Yu. Effect of Rongchang capsule on seizure behavior, cognitive impairment, and hippocampal DNA damage and inflammatory factors in epileptic rats[J]. Tradit Chin Med, 2021, 41(3): 438－446.

[5] 蒋沈华，虞坚尔，薛征，等. 虞坚尔运用“健脾养阴”法治疗小儿肠道疾病验案 2 则[J]. 上海中医药杂志，2019，53(8)：28－30.

[6] 徐万超，虞坚尔，薛征，等. 虞坚尔教授辨治小儿胃食管反流性咳嗽的经验浅谈[J]. 中国中西医结合儿科学，2019，11(4)：290－292.

[7] 李利清，虞坚尔，白莉，等. 中医学术传承之否定要义[J]. 中华中医药杂志，2019，34(12)：5590－5592.

[8] 武明云,薛征,李利清,等.虞坚尔治疗儿科疾病常用药对举隅[J].中国中医药信息杂志,2020,27(5):107-109.

[9] 蒋沈华,虞坚尔,薛征,等.哮喘发病机制中起调控作用的miRNA研究进展[J].现代中西医结合杂志,2020,29(17):1913-1918.

[10] 武明云,虞坚尔,白莉,等.基于NF-κB信号通路中药治疗支气管哮喘的实验研究进展[J].中国医药导报,2020,17(10):31-34.

[11] 蒋沈华,虞坚尔,薛征,等.虞坚尔辨治小儿发热经验[J].上海中医药杂志,2020,54(2):32-34.

[12] 蒋沈华,白莉,李利清,等.温阳散瘀平喘方对哮喘模型小鼠p65、STAT6蛋白及相关炎症因子的影响[J].上海中医药杂志,2020,54(5):93-97.

[13] 蒋沈华,白莉,李利清,等.虞坚尔教授辨治小儿重度胆汁淤积性黄疸经验[J].云南中医学院学报,2019,42(6):39-44.

[14] 吴杰,虞坚尔,木德尔·吐尔森别克,等.小儿哮喘高危因素文献调查[J].中医文献杂志,2020,38(3):38-41,57.

[15] 武明云,虞坚尔,薛征,等.通窍平喘方治疗儿童过敏性鼻炎-哮喘综合征临床疗效及对血清IgE、EOS的影响[J].上海中医药大学学报,2020,34(4):21-26.

[16] 吴杰,虞坚尔.虞坚尔运用益气通窍、化痰活血法治疗小儿慢乳蛾经验[J].中医文献杂志,2020,38(4):50-52.

[17] 武明云,虞坚尔,薛征,等.虞坚尔治疗小儿过敏性鼻炎-哮喘综合征用药规律研究[J].辽宁中医杂志,2020,47(8):17-21.

[18] 刘亚尊,薛征.六君子汤合玉屏风散治疗哮喘迁延期的临床研究[J].中国中西医结合儿科学,2019,11(2):117.

[19] 吴美贤,薛征.儿童哮喘防治管理体系的构建与实施[J].现代医院2019,19(4):547-549.

[20] 徐万超,曹芳,虞坚尔,等.海派徐氏儿科治疗小儿肺炎喘嗽治法治则的文献研究[J].中国中西医结合儿科学,2019,11(1):4-8.

[21] 杨辉,黄海燕,张青铃,等.小儿补肾固表颗粒成型工艺研究[J].世界中西医结合杂志,2019,14(6):819-821,831.

[22] 杨辉,潘东明,薛征,等.高效液相色谱法同时测定小儿补肾固表颗粒中6种成分的含量[J].中国中西医结合儿科学,2019,11(2):112-116,185.

[23] 武明云,虞坚尔.基于MAPK信号通路的中药治疗支气管哮喘的实验研究进展[J].上海中医药大学学报,2019,33(2):86-91.

[24] 蒋沈华,虞坚尔.中药调节免疫细胞治疗支气管哮喘机制研究进展[J].上海中医药杂志,2019,53(4):96-100.

[25] 胡炀,薛征.补肾固表颗粒对免疫低下小鼠血清IL-2、IFN-γ及NK细胞活性、脾淋巴细胞增殖的影响[J].上海中医药杂志,2019,53(4):77-80.
[26] 胡炀,薛征.补肾固表颗粒对环磷酰胺所致免疫抑制小鼠免疫功能的影响[J].中国中医药信息杂志,2019,26(7):52-55.
[27] 廖芳菊,周静冬,虞坚尔,等.平喘方治疗小儿支气管哮喘不同证型发作期临床研究[J].吉林中医药,2018(10):1174-1178.
[28] 徐万超,虞坚尔,薛征,等.平喘方对哮喘模型小鼠气道平滑肌内TLR4mRNA和蛋白及相关炎症因子水平的影响[J].辽宁中医杂志,2018(10):2196-2199.
[29] 刘亚尊,虞坚尔,薛征,等.平喘方及拆方对哮喘模型小鼠pDC/cDC免疫失衡的影响[J].中华中医药杂志,2018(6):2349-2352.
[30] 张新光,薛征,唐晓丹,等.精简平喘方不同制备方法对哮喘小鼠免疫功能影响[J].辽宁中医药大学学报,2018,20(5):19-23.
[31] 刘芳,虞坚尔,张新光.中西医结合分期控制儿童支气管哮喘的临床疗效评价[J].上海中医药杂志,2018,52(12):39-43.
[32] 夏晨萍,张新光.哮喘儿童中医体质类型研究[J].云南中医学院学报,2018,41(5):53-57.
[33] 宋辰斐,薛征.《药物香佩疗法预防小儿反复呼吸道感染治未病实践指南》香佩药物的德尔菲法结果分析[J].中华中医药杂志,2017,32(1):139-141.
[34] 刘亚尊,薛征.树突状细胞在支气管哮喘诊治中的研究进展[J].辽宁中医杂志,2017,44(5):1110-1112.
[35] 宋辰斐,薛征.防感散香袋预防小儿反复呼吸道感染的临床研究[J].山东中医杂志,2017,36(1):33-35.
[36] 刘亚尊,薛征.平喘方及拆方对哮喘模型小鼠肺组织病理及TSLP与IL-6水平的影响[J].上海中医药大学学报,2017,31(2):62-65.
[37] 明溪.虞坚尔"三阶序治法"辨治小儿哮喘经验[J].中医杂志,2017,58(6):467-469.
[38] 李芸,薛征.小儿热哮的中医药内治研究进展[J].时珍国医国药,2017,28(5):1188-1189.
[39] 廖芳菊,周静冬.桂枝加葛根汤治疗儿科疾病举隅[J].山东中医杂志,2017,36(4):337-339.
[40] 徐万超,虞坚尔,薛征,等.银术散联合黄芩咳喘敷贴散内外合治治疗小儿反复呼吸道感染的疗效[J].上海中医药大学学报,2020,34(1):25-31.
[41] 廖芳菊,周静冬.从肝浅探抽动障碍与睡眠障碍的相关性病机及证治[J].中医药杂志,2019,34(1):147.

[42] 朱华贺，薛征. 基于营卫理论探讨小儿过敏性紫癜的病机和证治[J]. 河南中医，2019，39(1)：14－16.

[43] 祝丹，薛征. 基于辅助生殖技术新生儿胎黄中医证型的研究[J]. 辽宁中医杂志，2019，46(9)：1895－1896.

[44] 朱华贺，薛征. 不同地域反复呼吸道感染患儿中医体质特点[J]. 河南中医，2019，39(2)：220－222.

[45] 吴美贤，薛征. 平喘方治疗儿童支气管热哮的疗效观察[J]. 成都中医药大学学报，2019，42(3)：49－50.

[46] 徐万超，虞坚尔，薛征，等. 虞坚尔教授辨治小儿胃食管反流性咳嗽的经验浅谈[J]. 中国中西医结合儿科学，2019，11(4)：290－292.

[47] 杨琳，薛征. 中医外治法治疗小儿反复呼吸道感染临床应用进展[J]. 中国儿科杂志，2019，15(4)：82－85.

[48] 刘斐，虞坚尔，等. 平喘方对哮喘模型小鼠 pDC/cDC 通路的干预作用研究[J]. 浙江中医药大学学报，2019，43(7)：693－701.

[49] 刘斐，虞坚尔，等. 平喘方治疗小儿哮喘发作期的临床观察[J]. 中华中医药学刊，2019，37(7)：1633－1636.

[50] 明溪，虞坚尔. 以树突状细胞为标靶的哮喘中西医认识及治疗手段[J]. 世界中医药，2019，14(1)：245－250.

[51] 吴美贤，薛征. 从中医体质学说论儿童哮喘的防治[J]. 中医儿科杂志，2017，13(6)：86－90.

[52] 王盘，薛征. 补肾固表方合黄芩咳喘敷贴散治疗小儿反复呼吸道感染临床观察[J]. 中国中西医结合儿科学，2017，9(1)：5－8.

[53] 宋辰斐，薛征. 小儿中医体质文献计量学分析[J]. 西部中医药，2018，31(10)：53－56.

四、出版著作

名　称	出 版 社	主　编	副主编	主　审	时间(年)
中医儿科流派研究	人民卫生出版社	虞坚尔			2023
冬令调补择膏方	中国中医药出版社	胡国华 朱凌云		虞坚尔	2008
上海新中医医案精粹	人民卫生出版社	季伟苹 沈小珩	虞坚尔		2009

续　表

名　　称	出 版 社	主　编	副主编	主　审	时间(年)
草庐讲坛集锦	上海交通大学出版社	虞坚尔			2009
草庐医案荟萃	上海交通大学出版社	胡国华 朱凌云		虞坚尔	2009
全国名老中医虞坚尔传承工作室学术论文集粹	科学出版社	虞坚尔 李利清	周静冬 郭爱华 白　莉		2015
全国名老中医传承工作室虞坚尔医话医案选	科学出版社	虞坚尔 周静冬	郭爱华 李利清		2015
鞠养保健护赤子	中国中医药出版社	虞坚尔 薛　征	李利清		2017
虞坚尔儿科临证经验医案集要	科学出版社	虞坚尔 薛　征 郭爱华			2017
中医良方大典·儿科卷	上海科学普及出版社	虞坚尔			2021
国家卫生和计划生育委员会"十三五"规划教材《中西医结合儿科学临床研究》	人民卫生出版社	虞坚尔 常　克		时毓明	2017
卫生部"十二五"规划教材《中西医结合儿科学》	人民卫生出版社	虞坚尔			2012
全国中医药行业高等教育"十二五"规划教材《中医儿科学》(第九版)	中国中医药出版社	汪受传 虞坚尔			2012
中医儿科学	科学出版社	汪受传 虞坚尔			2007
中医儿科学	盲文出版社	汪受传 虞坚尔			2016
中医儿科学	上海浦江教育出版社有限公司	虞坚尔			2018
中医儿科应知应会手册	上海浦江教育出版社有限公司	虞坚尔			2014

主要参考文献

[1] 虞坚尔,薛征,郭爱华,等. 虞坚尔儿科临证经验医案集要[M]. 北京：科学出版社,2017.

[2] 虞坚尔,李利清,周静冬,等. 全国名老中医虞坚尔传承工作室学术论文集粹[M]. 北京：科学出版社,2015.

[3] 虞坚尔,周静冬,郭爱华,等. 全国名老中医传承工作室虞坚尔医话医案选[M]. 北京：科学出版社,2015.